零基础掌握五脏养生

防与调

王洪亮　主编

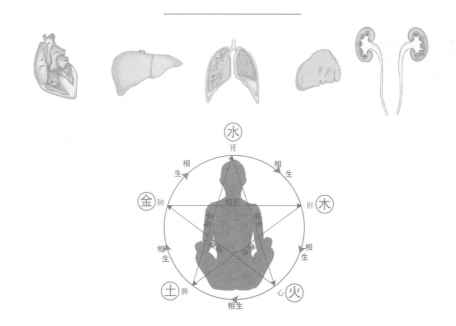

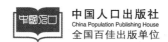
中国人口出版社
China Population Publishing House
全国百佳出版单位

图书在版编目（CIP）数据

零基础掌握五脏养生防与调 / 王洪亮主编. -- 北京：中国人口出版社，2022.8

ISBN 978-7-5101-8673-8

Ⅰ.①零… Ⅱ.①王… Ⅲ.①五脏－养生（中医）Ⅳ.①R212

中国版本图书馆CIP数据核字（2022）第 193136 号

零基础掌握五脏养生防与调

LINGJICHU ZHANGWO WUZANG YANGSHENG FANG YU TIAO

王洪亮　主编

责 任 编 辑	魏志国
装 帧 设 计	张佩战
责 任 印 制	林　鑫　王艳如
出 版 发 行	中国人口出版社
印　　　刷	天津文林印务有限公司
开　　　本	710 毫米×1 000 毫米　1/16
印　　　张	12
字　　　数	240 千字
版　　　次	2022 年 8 月第 1 版
印　　　次	2022 年 8 月第 1 次印刷
书　　　号	ISBN 978-7-5101-8673-8
定　　　价	49.00 元

电 子 信 箱	rkcbs@126.com
总编室电话	（010）83519392
发行部电话	（010）83510481
传　　　真	（010）83538190
地　　　址	北京市西城区广安门南街 80 号中加大厦
邮 政 编 码	100054

本书编委会

主　编　王洪亮

编　委　王洪亮　张增才　叶景添　尹云鹏
　　　　胡海龙　闫立军

从古至今，养生都是人类关注的话题。养生，就是要保持身体健康、生命长久。但由于现代生活和工作的压力，许多人的饮食起居紊乱，健康资本透支，带来的往往是全身病痛，未老先衰，甚至英年早逝。

实际上，我国中医学的宝典——《黄帝内经》早已告诉我们养生秘方，即"气血盈，则百病不生"，人体健康最重要的就是气血。因此，养生的关键是养气血，气血调，则病不生。而五脏，即心、肝、脾、肺和肾，是精、气、神的生成者和蕴藏者，是负责气血生成、储藏和运行的主器官。换句话说，五脏是身体正常活动、生命长久的主要支柱。从此种意义上说，五脏是身体和生命的原动力，养生必须养好五脏。

根据中医经典理论，五脏的养生应按照五行相生相克的原理，进行"清、调、补"综合养生。所谓"清"，即清毒，也就是清除体内产生的垃圾和毒素，保持体内经络运行的通畅；所谓"调"，即和调，就是要在清毒之后，对身体进行调理，使五脏之间、体内的"正气"与体外的"邪气"保持和谐统一；而"补"，就是养正，主要通过食疗等方式，保证五脏器官的营养需要和功能健全。

综上所述，本书介绍了五脏，即心脏、肝脏、脾脏、肺脏、肾脏的基本常识，尤其是其对应的功能；进而根据中医学理论，明确指出了由哪些部位可以看出各个脏器官在哪些方面出现了问题以及从哪些方面可以发现我们的五脏健康是否出现问题，有利于做好调理方案，避免乱医乱治；最重要的是，本书特别提供了排除毒素的方法、养好五脏的食疗方法及穴位按摩方法，并专门列出了五脏养生需要注意的日常生活细节等，为大家养好五脏、健康长寿提供科学建议。

本书荟萃了《黄帝内经》中的养生精华，把深奥精妙的文字理论转化为浅显易懂的生活实践并配以大量的图片作为示例，生动活泼，贴近现实。通过阅读本书，读者不仅可以了解五脏养生所需要的排毒、食疗、经络按摩等知识，对平日补中益气、滋养五脏大有裨益，还可以对中国传统中医学理论和知识有所了解。

限于编者水平，书中难免有纰漏之处，希望各位读者朋友多提宝贵意见，以使本书精益求精，更好地服务于大众。

主编　王洪亮

2022年10月

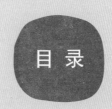

目　录

第三章
肺脏养生法

第四章
肝脏养生法

第五章
脾脏养生法

第六章
肾脏养生法

附录

第一章

健康养生从五脏说起

 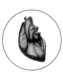 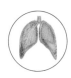 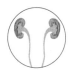

- 五脏是健康之本
- 五脏发出的危险信号
- 中医五脏养生观
- 拍痧板的使用与注意事项
- 现代生活对五脏健康的影响
- 五脏与五行
- 穴位按摩常用手法

五脏是健康之本

中医学认为，生命应与天地四季相宜。中医养生，要按照时序调整生命状态，"春夏养阳，秋冬养阴"，既顺天应地，又保持自我。所谓"养"，就是调节、促进；所谓"阳"，就是阳气的升发过程；所谓"阴"，就是阳气的收藏过程。春夏之季，自然界的阳气升发，便于人体阳气升发；秋冬之时，自然界的阳气收藏，利于人体阳气收藏。

人若顺应自然而春夏阳气升发、秋冬阳气收藏，便能达到"天人合一"的境界。在升发和收藏过程中，每一个环节都由相应的脏腑来完成。其中以五脏为主，其他脏腑协助完成。

五脏包括肝、心、脾、肺和肾，它们既各司其职，又功能互补，是胸腹腔中内部组织充实的器官的统称，其主要功能是储藏人体生命活动所需的精、气、神。

肝脏

肝主疏泄，能调节人的情志活动，喜条达，恶抑郁，恰应春季阳气升发、生机盎然之象；另外，肝又能藏血，有储藏血液、调节血量的作用，可以协助脾胃消化，肝的疏泄能够促进人体阳气升发。因此，春季养生，重在养肝，切不可郁闷生气。

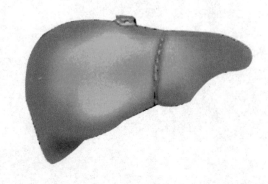

心脏

心主血脉，通过血脉将气血运送于周身；而血脉喜温恶寒，遇热则行，遇寒则凝，与夏季阳气盛长、江河满盈奔腾之象相应。夏季阳气旺盛，有助于鼓动心脏、畅通血脉，畅通的血脉又有助于人体阳气的盛长。因此，夏季养生，重在养心，注意不可受寒经冷。

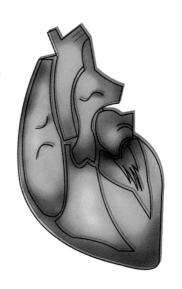

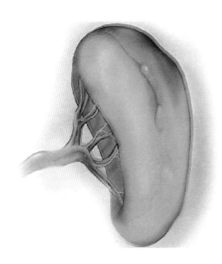

脾脏

脾主运化，促进食物的消化、吸收和营养物的输布，为气血生化之源，是人的后天之本。人体运行所需的物质营养基础，均来源于脾胃。中医学认为"脾主四时"，因此脾胃养生，一年四季都要坚持不懈。

肺脏

肺主呼吸，是人体气体交换的场所，以肃降为顺。秋季气温下降，阳气潜藏，有利于肺的肃降，肺的肃降又能促进人体阳气的潜藏。因此，秋季养生，重在肺脏，切忌燥热、不通，避免妨碍肃降。

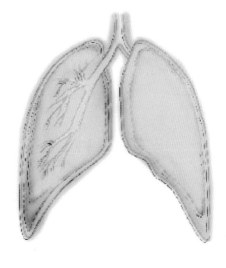

肾脏

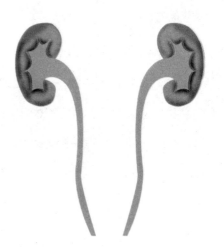

肾藏精，主封藏，与人体的生长发育和生殖能力密切相关，有"先天之本"之称。冬季寒冷，万物生机潜藏、阳气下沉，有利于肾脏封藏能量，肾脏的封藏能量又加强了人体阳气的沉降。因此，冬季养生，重在肾脏，不可躁动不安，以免影响能量封藏。

五脏就是这样由天地四季引领、协调，指挥着人体的经络、气血，与万物一起春夏生长、秋冬收藏，奏响不朽的生命乐章。

现代生活对五脏健康的影响

　　虽然当代科技高度发达，医疗水平大幅提高，感染、营养不良等疾病不断减少。但《黄帝内经》认为，人应顺应天道，不越位，用现代技术用语来说，就是待在自己应该待的位置，减少对食物链乃至生物圈的破坏。否则，旧的疾病走了，新的疾病将随之而来，如身心性疾病等，会对生命质量产生重大影响，使得个别人在晚年，总是挣扎于病痛中。

　　现代生活，对五脏健康的影响主要有以下三个方面。

自然环境的改变

　　空气污染，使得人们难以呼吸到清新的空气。而肺是"娇脏"，最怕污染。这就使得肺的工作负担加重，加快老化。另外，空气污染会改变食物状

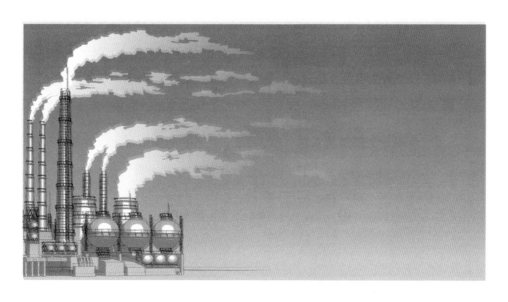

况，影响脾胃的消化能力，使得人们得不到应有的营养。

夏季空调的使用，使得人们对温度的适应能力大大降低，进而影响人体气血的正常运转。夏季是阳气盛长，气得以泄的季节，而空调的使用，使得人体的毛孔关闭，气血趋里，从而导致"空调病"的发生。实际上，夏季很多疾病都与空调的使用有关，如颈椎病、痛经、腹泻等。

心理环境

七情失调，是影响五脏健康的最大社会因素。所谓七情，就是指喜、忧、惊、悲、思、怒、恐。这七种情感都是人们遇到外界刺激时的正常反应，而且适当、及时的感情宣泄能够保障五脏的健康。

七情失调，既包括把感情憋在心里，感而不发，也包括对感情的过度反应，大起大落。前者可能会引起消化性溃疡、恶性肿瘤等疾病，后者可能会对五脏功能产生严重影响，《黄帝内经》称其为"九气为病"。

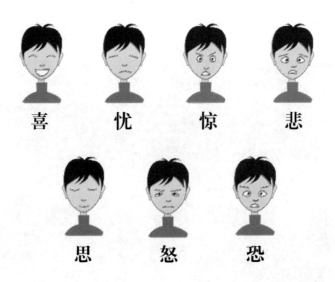

喜　　忧　　惊　　悲

思　　怒　　恐

生活方式

饮食不合理，尤其是食欲亢进，对五脏健康严重不利。现在人们的生活条件好了，餐桌上，果蔬蛋肉应有尽有，主食也以细粮为主。这就使得人们体内营养过剩，易引发肥胖、高血压、脂肪肝、代谢综合征等疾病，这些疾病又俗称为"富贵病"。

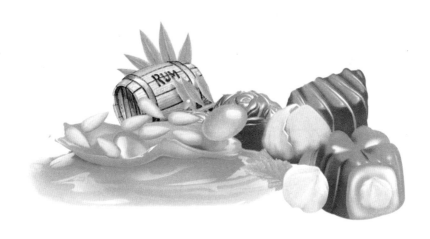

作息混乱，生活不规律，也严重影响五脏的运转。现在的人们，尤其在城市，"日出而作，日落而息"早已过时，在外忙碌了一整天之后，夜生活占用睡眠时间，成了休闲的"主角"。熬夜晚睡使得一天中的阳气不能按时收藏，肝胆升发无力，心神难以相交。长此以往，人们患代谢综合征的概率就大大提高，还会影响内分泌系统，造成不孕不育等问题。

运动量急剧下降，会使人的心情沉闷，加速人体内多余能量的堆积。大自然是心情的调节剂，它能够使人的心态平和，心情舒畅，而心情舒畅是五脏健康的强大支柱，如果整天工于心计、钩心斗角，往往会使人郁郁寡欢，七情失调。

这些影响五脏健康的因素，最大的危害不是来自危害本身，而是来自对这些危害因素的认识不足。健康，不是一个独立的个体，小到人体内各个系统，大到自然环境，都与其息息相关。

五脏发出的危险信号

健康状况究竟怎样，你的身体其实会说话。五窍乃是五脏之官，五脏是否健康，都能在五窍上有所体现。因此，除了利用现代仪器检测之外，我们还可以从五窍的状态获知五脏的健康状况。

目——肝脏问题的体现者

肝对应的"窍"为"目"。《素问·脉要精微论》中说过："夫精明者，所以视万物、别白黑、审短长。"《灵枢·脉度》中也说："肝气通于目，肝和则目能辨五色矣。"可见，肝的经脉上联于目，视力的好否，有赖于肝气的疏泄和肝血的营养。由于肝与目有非同寻常的密切关系，因而肝的功能是否正常，往往可以从目反映出来。

《灵枢·大惑论》中说："五脏六腑之精气，皆上注于目而为之精。精之窠为眼，骨之精为瞳子，筋之精为黑眼，血之精为络，其窠气之精为白眼，肌肉之精为约束，裹撷筋骨血气之精而与脉并为系，上属于脑，后出于项中。"

《灵枢·脉度》说："肝气通于目，肝和则目能辨五色矣。"

①	目斜上视，是由于肝风内动。
②	两目干涩或夜盲，是由于肝的阴血不足。
③	目赤痒痛，是由于肝经风热。
④	头目眩晕，是由于肝阳上亢。

可见，眼睛不仅与肝脏有联系，与其他脏腑都有内在联系。我们可以通过观察人的眼睛来判断整体及各部位的健康状况，从而诊断或预测疾病的发生和发展，并为之提供预防和调养的依据。

	《灵枢·大惑论》中说："五脏六腑之精气，皆上注于目而为之精。"
①	眼睛部位呈现出片状青紫斑，像瘀血凝集成一模糊小片，多属于气滞血瘀证（虫积除外），多提示患者有该部位的胀痛症状；如在肝区、胆区见此证，多提示肝气郁结症状；若见于女性，还可提示有乳房疾病。
②	血管末端出现了黑色瘀点，同时伴随出现了雾斑，则多属血瘀证，提示肝硬化等症。
③	白睛上有巩膜肝征现象出现，可能患有肝炎；白睛变黄可能是因为肝病而出现了黄疸。
④	迎风流泪，拭之即有，无热感，可能属于肝肾不足，风邪引动泪液而出；冷泪长流，常为气血亏虚，或肝肾两亏，约束无力；白睛青蓝，呈隆起状，高低不平者，则表明肺肝热毒，或湿热蕴蒸，毒热蒸逼，困于白睛。
⑤	黑眼球周围出现黄而混浊不清的颜色，看东西模糊发黄，是肝肾阴精亏损的表现。
⑥	两眉间苍白，肺脏有疾，更暗示有肺脏功能减退或亢进的病变问题，或者是肺部外的呼吸器官有功能减退或亢进的病变问题。

舌——心脏问题的体现者

《灵枢·脉度》中说："心气通于舌，心和则舌能知五味矣。"这就是说，心开窍于舌，如果心的功能正常，则舌体红润、灵活，味觉灵敏，说话流畅清晰。若心血不足，则舌质淡白；心火上炎则舌红生疮；若心血瘀阻，则舌质暗紫或有瘀斑；心主神志的功能异常，则舌卷或失语等。

舌为人体疾患诊断的"灵根"，人体的很多病变都可以从舌质、舌苔的变化上得以诊断和研判。舌分舌尖、舌中、舌根、舌边四部分，中医舌诊中又把舌体划分为上、中、下三焦，其尖部为上焦，中部为中焦，根部为下焦。其脏腑分属，因心肺居上，故舌尖反映心和肺的状况。

《灵枢·脉度》中说："心气通于舌，心和则舌能知五味矣。"

①	舌苔中间有一小块空白处，舌苔已剥脱，即出现我们经常所说的"穿心舌"，说明体内营养缺乏。
②	舌色淡白，表明阴阳两虚，气血不足，不能充盈舌体，长久失其濡养而成。
③	舌鲜红或绛而瘦瘪者，或为阴虚火旺，或为热盛灼阴，无论新病久病，凡见瘦瘪之舌兼枯萎无津者，说明预后不良。
④	舌生芒刺，表明邪热亢盛，此为热毒内伏；舌尖芒刺，基本可以确定是心火亢盛。
⑤	舌体短缩，难以伸出口外，甚至难以抵齿，说明患者除了患有肝性脑病、乙肝深昏迷等症外，最为常见的就是表明患者处于急性心肌梗死的休克期。
⑥	舌头敛缩似荔枝干，无津液，预示疾病十分严重。

口——脾脏问题的体现者

脾开窍于口，而口腔是消化道的最上端，这说明饮食口味与脾运化功能有密切关系。换句话说，口味正常与否，全赖于脾胃的运化功能是否正常。若脾失健运，则可出现口淡无味、口甜、口腻、口苦等口味异常的感觉，从而影响食欲。脾胃健运，则口味正常，且食欲有所增进。所以《灵枢·脉度》中说："脾气通于口，脾和则口能知五谷矣。"

《素问·五脏生成篇》中说："脾之合肉也，其荣在唇。"口唇一体，观察唇所分属各部位的色泽以及唇的形态变化，可以判断相应脏腑的生理、病理变化以预测疾病。这是因为，中医学认为唇是一个翻转了（由上翻下）的八卦图：将口微闭，自两口角画一横线，再自人中沟经

	《素问·五脏生成篇》中说："脾之合肉也，其荣在唇。"
①	下唇深红，但红而晦暗无华，多属脾虚运化不强，症见食少神倦、四肢困乏等象。
②	唇色红如血染、两唇闭合缝处，隐见烟熏色，此为三焦热炽之象。
③	唇外侧红如血染，内侧反淡白无华，此为脾胃虚寒。
④	唇色发黄，多因饮食内伤，兼湿热郁于肝脾之故，症见精神倦怠、四肢困乏、头晕等。
⑤	口唇干燥焦裂，或裂开出血，主津液已伤，唇失滋润，见于外感燥热之邪或脾经有热。
⑥	口腔中唾液分泌量多，津津不止，频频唾吐，称为多唾，多因脾肾阳气不足，水液不化而上逆所致。

上、下唇中央画一垂直于两口角的竖线。将口唇分成四等份，再画两条过直角中点的斜线，将口唇分成八等份，每份为一个八卦方位，每个脏或腑分配在一个方位上，然后根据每个方位上的形态、色泽等来判断生理、病理的变化。

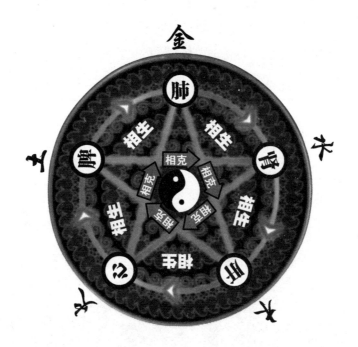

鼻——肺脏问题的体现者

《灵枢·脉度》中说："肺气通于鼻，肺和则鼻能知臭香矣。"可见，肺开窍于鼻，鼻与喉相通而结于肺，所以外邪袭肺，多从鼻喉而入，其症也多见鼻、喉的证候，如鼻塞、流涕、喷嚏、喉痒、暗哑和失音等，故有"鼻为肺之窍""喉为肺之门户"的说法。从胃经的走向来看，其起于鼻，交于鼻根，所以鼻子的外形是归属于脾胃的，但鼻孔的主要功能是呼吸，而肺主气，所以鼻孔由肺主管。因此，明堂（鼻）及四周的色泽，可以反映肺脏的变化。

《灵枢·脉度》中说："肺气通于鼻，肺和则鼻能知臭香矣。"

①	鼻孔外缘红，说明肠内有病，多数肠内有寄生虫。
②	鼻头色赤，肺脾实热。
③	鼻头色赤，生出丘疹，久之皮肤变厚呈紫红色，表面隆起，高低不平，状如赘瘤，俗称"酒渣鼻"，为胃火熏蒸于肺，血壅肺络。
④	鼻部出现碎小疙瘩，形如黍屑，色赤肿痛，破后出现白色粉汁，为肺经血热壅滞。
⑤	鼻子高但肉薄，易患肺结核。
⑥	鼻头色白如枯骨，症状重且预后不良，如果鼻色白而微润，则病情相对轻。
⑦	鼻窍肿胀、糜烂、结痂或干痒灼热，多属于风热客于肺经，久蕴成疳，以致疳热攻肺，上犯鼻窍所致。
⑧	鼻内肌膜肿胀，交替阻塞，时轻时重，反复发作，经久不愈，则多因肺脾气虚，寒湿之邪滞留鼻窍而成。
⑨	鼻内干燥灼热，肌膜萎缩，鼻窍宽大，名为鼻槁，乃脾肺气虚，津液不足。
⑩	鼻经常流涕者，多患有慢性鼻炎或鼻窦炎。
⑪	鼻翼呼吸翕动者，为呼吸困难，多见于小儿肺炎。

耳——肾脏问题的体现者

《素问·阴阳应象大论》里有"肾在窍为耳"之说，一个人的听觉灵敏与否，与肾中精气的盛衰有密切关系。只有肾精充足，听觉才够灵敏；反之，则可引起听力减退。

进一步来说，从耳朵的色泽变化也能反映出肾气的盛衰状况。

从耳朵温度的变化可以知道肾阴阳偏盛。

耳朵发凉畏寒，尤以耳根发凉，是肾阳虚。

耳朵发烫怕热，是肾阴虚火旺。

 《素问·阴阳应象大论》里有"肾在窍为耳"之说

①	耳枯萎皱薄，为肾气竭绝，属危险的症状。
②	耳薄而耳郭色白，为肾败，见于垂危患者。
③	耳厚而白者，为气虚有痰。
④	耳郭青黑，多是肾水不足。
⑤	耳郭纯黑，为肾气将绝，也见于肾病实证。
⑥	耳郭浅黑，为肾病虚证。
⑦	耳轮干枯、焦黑，多为肾精亏极，可见于湿病后期、肾阴久耗及下消症（糖尿病）。
⑧	耳垂青色，为房事过多的表现。
⑨	耳朵色淡苍白、发凉或黑而质薄，多为肾上腺皮质激素低下之兆，常出现于肾阳虚患者。
⑩	耳朵肥红油光、发热，多为肾上腺皮质激素升高，可见于肾阴虚、虚火上炎患者。

五脏与五行

中国古人认为，五行是构成宇宙万物的五大基本要素。

《尚书·洪范》中有这样的记载："五行：一曰水、二曰火、三曰木、四曰金、五曰土。水曰润下，火曰炎上，木曰曲直，金曰从革，土曰稼穑；润下作咸，炎上作苦，曲直作酸，从革作辛，稼穑作甘。"这就是说，"五行"是不断组合、生灭、循环、演变的。这种过程构成了宇宙万物的本始，而这也是养生的本始。

五行之间有相生相克的关系

（1）**相生**：金生水、水生木、木生火、火生土、土生金。每一"生"都有"生我"和"我生"的相向关联。

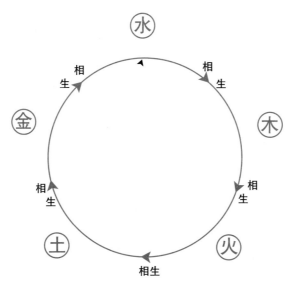

（2）**相克**：金克木、木克土、土克水、水克火、火克金。每一"克"都有"我克"和"克我"的相向关联。

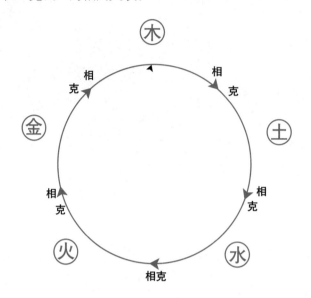

中医学认为，五脏与五行一一对应，具有相应的特性和功能

（1）**肝属木**。木性可曲可直，条顺而畅达；肝喜条达而恶抑郁，并有疏泄之功能。

（2）**心属火**。火性温煦而炎上；心阳有温煦之功能，心火易于上炎。

（3）**脾属土**。土性敦厚，有生化万物的特性；脾有消化水谷，运输精微，营养五脏六腑、四肢百骸的功能，是气血升发之源。

（4）**肺属金**。金性清肃收敛；肺具有清宣肃降之功能。

（5）**肾属水**。水性润下，有下行、闭藏的特性；肾主水液代谢之蒸化排泄，并有藏精功能。

不仅如此，人体的五脏还与六腑、五窍、五津、四季、五气、五色、五味等存在一一对应的关系，构成和谐的自然整体。

五脏与六腑、五窍、五津等的一一对应关系，反映了人体自身以及人体与自然之间收受通应的关系，体现了人体自身系统以及人体与自然环境的和谐统一。我们养生保健，应该遵循五行规律，按照五行之间相生相克的关系，辨证有度。

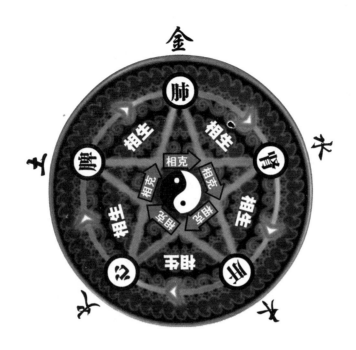

	人体的五脏与六腑、五窍、五津、四季、五气、五色、五味的关系				
五脏	肝	心	脾	肺	肾
六腑	胆	小肠	胃	大肠	膀胱和三焦
五窍	目	舌	口	鼻	耳
五津	泪	汗	涎	涕	唾
四季	春	夏	长夏（尤其是农历六月）	秋	冬
五气	风	暑	湿	燥	寒
五色	青	红（赤）	黄	白	黑
五味	酸	苦	甘	辛	咸

中医五脏养生观

中医养生分为三个层面，即"清毒、和调、养正"，简称"清调补"。《黄帝内经》中有这样的记载："圣人不治已病，治未病；不治已乱，治未乱。"意思是说，有病干预，无病强身，达到将疾病扼杀于摇篮中，不病而治，不治而愈的目的，也是"清调补"五行养生观的价值所在。

清=清毒

《黄帝内经》将风、寒、暑、湿、火、热、痰等归结为"邪毒"，这些"邪毒"聚集在人体内，阻塞经络正常运行，导致血管堵塞、体液变酸、细胞缺氧，并最终引起五脏功能紊乱，阴阳失调，疾病自然会找上门来。西医学认

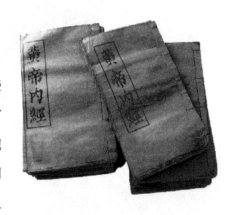

为，人体内基础物质的新陈代谢，会产生大量废物，导致体内毒素的堆积，也会产生上述后果。除了体内的"毒"之外，体外也有"毒"，它们起推波助澜的作用，比如空气污染、化工污染、辐射污染等，以及精神压力、不良生活习惯等个人问题，都会加速体内毒素的堆积。

这时，我们就要注意"清毒"，及时排泄体内垃圾，疏通经络。说到排泄的通道和方式，大多数人会想到大小便、月经等，认为只要排泄通畅，体内毒素便会被顺利排除。实际上，汗液、眼泪、鼻涕等也是人体排毒的重要渠道。也就是说，我们要注意全方位排毒，只有这样，才能让血液和经络快速、

及时地疏通。例如人体的发热或发烧，会使生物能量由内而外释放，打开人体紧闭的毛孔，从而将风寒排出体外。中医所说的"解表"，即"解开体表"，排除毒素就是这个意思。

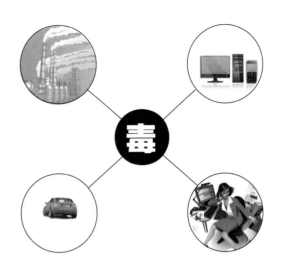

概而言之，"清"的目的是要将体内毒素排除，达到"通则不痛"的效果。

调=和调

疾病经过治疗，虽然排除了原有的毒素，但会产生新毒素的堆积，犹如消防队灭火之后，现场一片狼藉。这就是医疗的不良反应，如果医疗手段不合理，甚至会导致复发症和并发症。因此，"清毒"之后，一定要进行调节，即"和调"。

"医圣"张仲景在《伤寒杂病论》里曾经说过："汗吐下和，温清消补。"意思是说，大多数疾病要想彻底治愈，需要多方法、多步骤地进行调节，最终达到人体内五脏六腑等功能上的和调，人体内的"正气"与外界"邪气"的和调等。

"和调"并不仅仅包括免疫系统的再生，还包括人体内五大系统的均衡、免疫力的增强以及体液环境的改善等。因此，"调"的目的是对五脏六腑等进行调节，达到"阴阳平衡，阴平阳秘"的效果。

补=养正

中医学认为，女人的根本是"血"，男人的根本是"精"，而"血"与

"精"的根本都是"气"。血的消耗导致血虚，精气不足导致肾虚，气的亏损导致气虚。这些虚证的形成原因是多种多样的，既有父母的先天之精不足，也有个人的后天营养补充不足，还有纵欲过度、起居劳顿、久病损耗等，不一而足。防止虚证发生，经常是躲得了初一，躲不过十五，防不胜防。这时，除了"清"与"调"之外，就要进行"补"。

所谓"补"，就是要补血、补精、补气等，使人体的先天精气与后天的水谷精微之气得到充分的结合与补充，唤醒人体固有的免疫系统，增强人体的防御能力，达到补虚养正、补益扶正的根本目的。

由此来看，"补"的原则是"虚则补之，损则益之"，最终目的是达到"养正"的效果。

总而言之，"清调补"是三位一体的系统工程，先要疏通经络，排除毒素，然后调和气血，修复脏腑，最后进补身体，恢复精气，濡养元气。这样的养生方式和方法，是中医养生的最高境界。

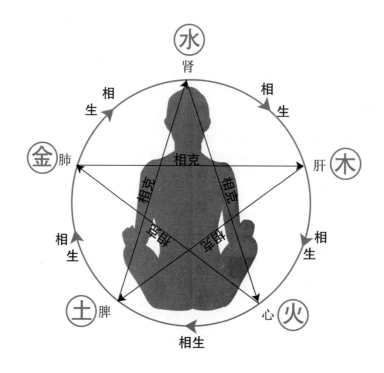

穴位按摩常用手法

按揉法的操作

（1）指按揉法：用单手或双手拇指罗纹面置于按揉部位，其余手指置于对侧或相应的位置以助力。拇指和前臂部主动用力，进行节律性按压揉动。

（2）掌按揉法：掌按揉法分为单掌按揉法和双掌按揉法两种，操作上有较大不同。单掌按揉法是以掌根部着力于按揉部位，余指自然伸直，前臂与上臂主动用力，进行有节律按压揉动。双掌按揉法则双掌重叠，置于按揉部位，以掌中部或掌根部着力，以肩关节为支点，身体上半部小幅度前倾后移，于前倾时将身体上半部的重量经肩关节、前臂传至手部，进行有节律按压揉动。

动作要领

指按揉法无论是以单手拇指还是双手拇指操作，外形均酷似拿法，其区别是拿法以拇指与其他四指对称性用力，而指按揉法的力点在拇指侧，余指仅起到助力、助动的作用。

要求及注意事项

（1）要将按法与揉法进行有机结合，做到按中含揉，揉中寓按，刚柔并济，缠绵不绝。

（2）宜按揉并重，施力不可失之偏颇。

（3）注意按揉法的节奏，既不要过快，又不可过于缓慢。

点按的步骤与方法

（1）拇指点法：用拇指端点按在按揉部位的穴位上，拇指指端着力，点按时拇指与按揉部位呈80°角。

（2）屈食指点法：用食指关节背侧面突起处点穴的方法，拇指指间关节屈曲，用拇指指间关节背侧面顶食指近端指间关节掌面，握拳伸腕，用食指近端指间关节背面突起处点治疗穴位。

（3）握拳点法：握拳屈拇指，用拇指关节背面突起处点压的方法。握拳，用拇指指关节掌面抵食指关节指面，用拇指关节背面突起处点压。

（4）三指点法：用三指点体表某部位的方法。

拍痧板的使用与注意事项

为了使大家能够很好地运用拍痧扳，在拍打时大家可以从以下几个方面来体会一下拍痧板的应用：

（1）先轻试力：开始拍打时先轻轻试力，找到一个区域先轻拍，然后慢慢加力。

（2）如果发现有明显疼痛的部位后，保持一定的力，让身体能够感受到明显的疼痛持续拍打。

（3）当拍打到没有明显的疼痛部位时，就可以移动拍痧扳，拍打新区域直到发现疼痛点。

（4）要使拍痧板着力面能够最大程度作用到皮肤上，拍痧板作用面与拍打部位的皮肤之间的角度越小越好。大家在用拍痧板拍时自己多体会，这样能使拍痧效果更好。

拍打的禁忌证与慎拍证

（1）严重出血倾向的疾病，如血小板减少、白血病、过敏性紫癜等禁。

（2）妊娠期腹部禁。

（3）严重糖尿病、皮肤外伤或皮肤有明显炎症、红肿、渗液溃烂者禁。

（4）新发生的骨折处、新扭伤局部禁。

（5）乳头、肚脐、原因不明的肿块及恶性肿瘤部位禁。

（6）妇女月经期禁。

拍打注意事项

（1）对疼痛过敏者，不宜拍打。

（2）昏迷、急性创伤、严重感染部位，不宜拍打。

（3）女性经期、妊娠期，不宜拍打。

（4）拍打后，积滞严重者，可选用热敷或药酒轻揉，不宜用冷水。

（5）同一部位如果痧未退，不要带痧拍打，待瘀滞之状消失后再进行拍打。

（6）拍打时应避风，不可用电扇或空调直吹，以免风寒之邪通过开泄的汗孔进入体内，引起新的疾病。

（7）遇心慌、心悸、发热、炎症、出血、疮疖等病时，可暂停拍打。

（8）拍打前后可饮热水，补充水分，防止头晕疲劳，促进新陈代谢，加快代谢物排出。

（9）拍打后洗浴要在3小时后，并要用热水，不可用凉水。

第二章

心脏养生法

 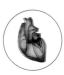

· 认识我们的心脏　　· 心脏健康自我检测

· 排除毒素，养心护心　　· 科学生活，调心养心

· 合理膳食，补心养心　　· 按摩穴位，保心护心

· 常见心脏疾病及调理方法

认识我们的心脏

人的心脏如本人的拳头大小，外形像桃子，位于上焦胸腔，居肺下膈上、脊柱前、胸骨后，心尖在左乳下。内中有孔室，外有心包络保护，色红，尖圆。心五行属火，五方在南，通于夏气，与热、苦味、赤色有着内在的必然联系。心脏与小肠、脉、面、舌、心包络等构成整个"心系统"。心脏是君主之官，其功能主要有以下几方面。

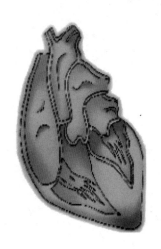

心主血脉

"血"即血液，"脉"即脉管、血管、经脉，为血之府。心主血脉是指心系统推动血液在脉管中循行。它不仅能行血，还能生血。

如果你的心气充沛，血液充盈，脉道通利，那么你的脉象是和缓有力、节

⊛ 心主血脉不仅能行血，还能生血	
①	充沛的心气能够推动血液在脉管中循行，为五脏六腑、四肢百骸、筋肉皮毛提供营养物质。
②	食物经过肠胃的消化、脾脏的升清散精，上输心肺，肺部吐故纳新，贯注心脉，在心脉中赤化为血液。

律均匀的，面色光泽红润，玉面桃花。而如果你气血瘀滞、心气不足、血液亏虚，那么你的脉象将微弱无力、节律不均（有结、代、促、涩之感），面色灰暗无华，唇色青紫，若不加调理，便会引发种种心脑血管方面的问题。

心主神志

"神志"是人的情感、心智、思想等的主观活动，通俗地说，就是老百姓所说的"神、魂、魄"。其中，"神、魂"是人体的后天意识，而"魄"是人体与生俱来的先天意识，即人体的本我意识。因此，心脏必须规律地、不停地搏动，否则，整个人便会心神混乱，躁动不安，失眠健忘。

心脏健康自我检测

中医学认为，心主血脉，心主神志。当心脏出现问题时，经常有以下表现：

 自我检测法

①	左手臂有酸、麻、痛的感觉（心脏与左手臂由相同的神经相连）。
②	前胸疼痛，严重的会蔓延到后背甚至肩胛。
③	呼吸不顺畅，胸口发闷，有时还会有刺痛的感觉。
④	颈部僵硬，活动不流畅，特别是早上起床时，经常扭到脖子。
⑤	头部发昏，面颊经常无缘无故泛红。
⑥	头部两侧的太阳穴经常疼痛难忍，即我们常说的"偏头痛"。
⑦	后脑发涨。
⑧	咽喉发炎，感觉总有东西哽在喉部。
⑨	胃酸胃胀（心脏问题影响消化功能）。
⑩	遇事容易紧张，轻易就能受到惊吓。
⑪	晚上不易入睡，即使入睡，也会噩梦连连。
⑫	经常出现口腔溃疡。
⑬	额头经常长青春痘。

排除毒素，养心护心

少做剧烈运动

中医学认为，汗为心之液，在内为血，在外为汗。适量的运动有助于心脏毒素随汗液排出，但如果出汗过多，则会导致阴津损耗，影响毒素的正常排出。因此，夏季应少做剧烈运动，尤其是每天11：00~13：00，因为这一时间段是心脏排毒的最佳时间。

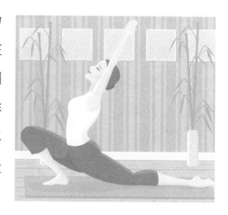

多吃苦味、红（赤）色食物

中医学认为，心脏的阳气旺盛，应夏。夏季养生，重在养心。苦味入心经，红（赤）入心经。夏季养心，适当进食苦味或红（赤）色食物，如番茄、红薯、红枣、红豆、山楂、草莓、苦瓜、灵芝、苦丁茶、银杏茶等，可除内热，清血稠。

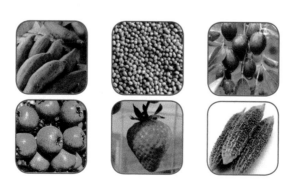

第二章 心脏养生法 〈〈〈

科学生活，调心养心

饮食

夏季饮食应以清淡利口为主，多喝汤水，避免贪凉饮冷。

若出汗较多，心烦失眠，尿黄赤，可以多吃苦瓜、黄瓜、冬瓜、西瓜、丝瓜、绿豆芽等；如果雨水多，暑气重，则应该以荷叶、扁豆、薏米、莲藕等煲汤。另外，绿豆汤、酸梅汤、莲藕汁等，都是夏季不错的清暑热、降心火饮品。

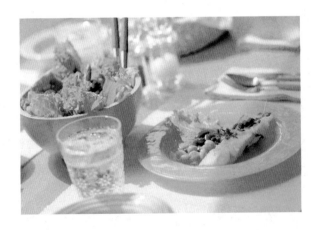

起居

夏季，要把家里打扫干净，使屋内显得整洁、清爽，有利于静心。可以适当晚睡，但要早起，而且要合理安排午休时间，以保证体力的充沛。适度地开空调，保证汗液的正常排出。

运动

夏季运动应以运动后少许出汗为宜，以免运动量过大、出汗过多而损伤心阴。如练太极拳，动静相兼，刚柔相济，开合适度，正气存于内而邪不可侵，与自然的阴阳消长相吻合，可谓夏季最佳的养心运动之一。

心态

要保持心情愉悦，避免大喜大悲。另外，夏天属火，火气通于心，加之心为火脏，两火相逢，心神易受扰动而不安，因而要保持心态平和宁静，避免心跳过快，从而加重心脏的负担。

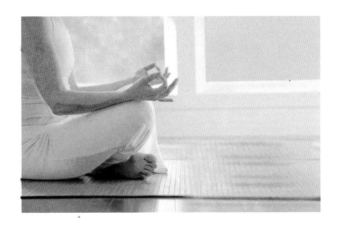

合理膳食，补心养心

中医学认为，就养生而言，饮食宜多吃苦味蔬菜，如苦瓜，少食寒凉食物，如冰镇食物。可以适当喝凉茶，清火祛湿。

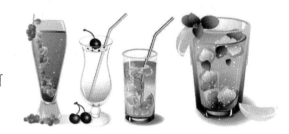

果蔬

西瓜：除烦止渴、清热解暑。适用于热盛伤津、暑热烦渴、小便不利、喉痹、口疮等症。

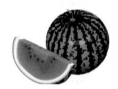

桃：生津、润肠、活血、消积。适用于烦渴、血瘀、大便不畅、小便不利、胀满等症。

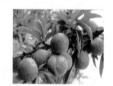

黄瓜：皮绿汁多、脆嫩鲜美，含水量约为97%，是生津解渴的佳品。鲜黄瓜有清热解毒的功效，对除湿、滑肠、镇痛也有明显效果，便秘者宜多吃。

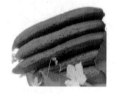

马齿苋：清热利湿，防腹泻，尤其对治疗湿热性的腹泻效果最好。

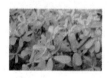

苦瓜：味苦性寒，清热祛暑、利尿凉血、解劳清心，对中暑、暑热烦渴、少尿等病症均有较好的疗效。

枸杞红枣炖乌鸡

枸杞、红枣、乌鸡、姜片。

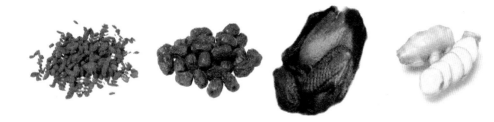

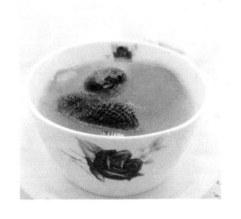

做法

将乌鸡洗净，去毛、去内脏，放入沸水中滚煮5分钟，捞起沥干水；枸杞用温水浸透，红枣和生姜用水洗净；瓦煲内加入清水烧开，然后放入以上材料，水开后，改用中火煲3小时即可。

不仅口感好，解油腻，还能很好地温中健胃，补肝益气。

第二章 心脏养生法

枣仁小米粥

原料

酸枣仁、小米、蜂蜜。

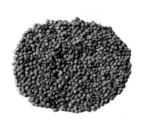 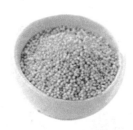 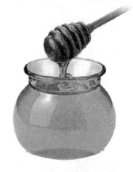

做法

酸枣仁洗净后加水煮沸，去渣；小米洗净后放入酸枣仁水中煮粥，食用时加入蜂蜜，晚餐食用。

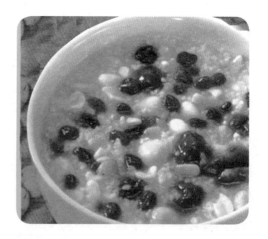

功用

健脾养心、补益气血，对于因思虑太多，劳逸失调而引起的失眠有突出效果。

牛蒡汤

原料

玉米、怀山药、牛蒡、蟹味菇、红枣、生姜。

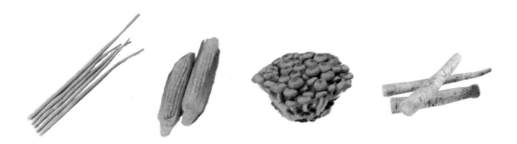

做法

将怀山药削皮、切块待用；牛蒡洗干净，去皮、切片待用；玉米洗干净，切块待用；蟹味菇去蒂待用；红枣洗干净待用；生姜洗干净，用刀略拍待用。先将怀山药略微煸炒，再倒入瓦罐，放入牛蒡片、姜和水，大火烧开后，调中火熬3小时；接着，放入玉米块、蟹味菇、红枣，熬1小时；最后，调味即可。

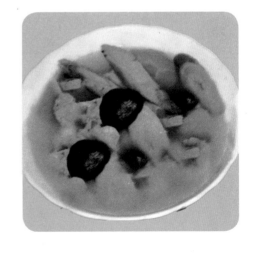

功用

滋补，调中开胃，利尿消肿，特别适合高血压患者食用。但肾功能不良、尿毒症患者，因钾离子代谢可能有问题，不宜多吃。

番茄粥

番茄250~300克，小米100~150克，白糖、玫瑰汁适量。

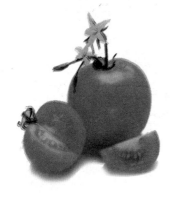

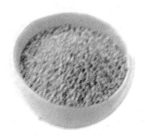

将番茄烫后去外皮、去籽，并切成小块。将小米、番茄、白糖一同入锅，加适量水煮成粥，调入玫瑰汁即可。

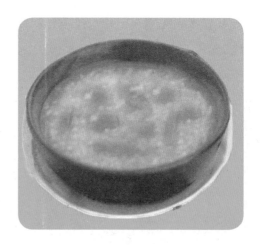

功用

清血热，解肝毒，生津止渴，健胃消食。

五味粥

原料

　　大麦150克，酸枣仁10克，五味子10克，麦冬10克，嫩莲子20克，龙眼肉20克。

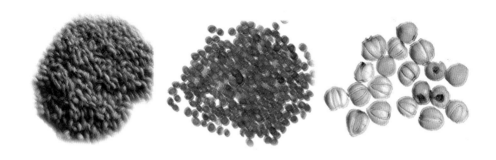

做法

　　将酸枣仁、五味子捣碎，与麦冬同煮，浓煎取汁。莲子去芯，入水中煮烂。大麦煮粥，将熟时，放入莲子、龙眼肉，稍煮，加糖调味。

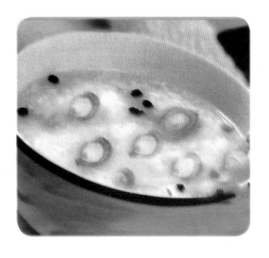

功用

　　每日1剂，当作早、晚餐食用，可养心阴，宁心安神。

栀子窝头

原料

细玉米面500克，黄豆粉150克，白糖200克，桂花酱5克，栀子粉25克。

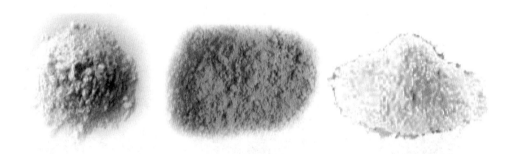

做法

将细玉米面、黄豆粉、白糖、桂花酱和栀子粉倒在一起，拌匀，加温水适量，和成面团；揉匀后，搓成圆条，再揪成50克一个的小面团，制成小窝头；上屉用旺火蒸熟即可。

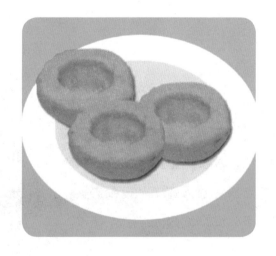

功用

早、晚作主食，清心泻肝、解毒。

陈皮黄芪煲猪心

原料

陈皮3克，黄芪15克，党参15克，猪心1个，胡萝卜100克，绍酒、食盐、油适量。

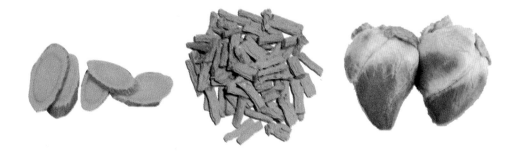

做法

把陈皮、黄芪、党参、猪心洗净，将陈皮切成3厘米见方的丁，猪心切成3厘米见方的小块。用中火把锅烧热，倒入油，待油热后，加入猪心、胡萝卜、绍酒、盐、陈皮、党参、黄芪，再加入鸡汤300毫升，煮沸；再用文火煮至浓稠即可。

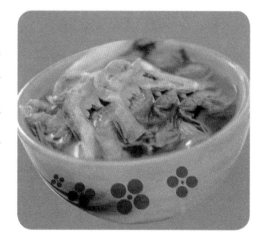

功用

每日1次，佐餐食用，可补虚损、益气、利阴气、强心疏肝、补气顺气。

第二章 心脏养生法

按摩穴位，保心护心

　　用"属火"的穴位来养心，是最管用的"健心"良药，而且不花钱，也没有不良反应。这样的穴位有内关穴、心俞穴、膈俞穴、神门穴等。从某种角度来看，按摩穴位不仅是在消除病患，更是撑起生命的"艳阳天"。

少府穴

位置：人体的手掌面，第四、五掌骨之间，握拳时，小指尖触到的手掌处。

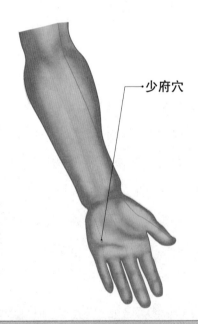

少府穴

功 用

　　主治胸痛，配内关穴主治心悸等症。

按 摩 方 法

　　以大拇指指腹按压少府穴，食指顶挟在掌骨背面上，大拇指顺时针进行揉按，由轻到重，反复几次。

行间穴

位置：人体的足背侧，第一、二趾缝后方赤白肉分界处凹陷中，稍微靠大脚趾边缘。

行间穴

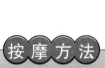

功 用

生风化火，对中风、头痛、目赤肿痛、胸肋胀痛等病症有明显效果。

按 摩 方 法

取穴时，可采用正坐或仰卧的姿势，用大拇指指尖掐按。

支沟穴

位置： 人体的前臂背侧，阳池穴与肘尖穴的连线上，腕背横纹上3寸，尺骨与桡骨之间。

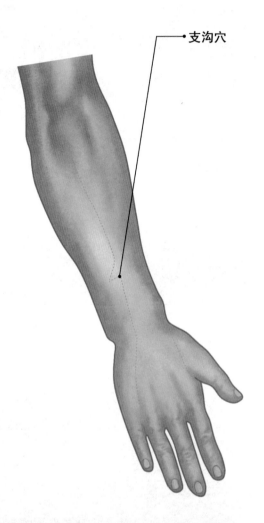

支沟穴

功 用

对肋间神经痛、卒心痛和气郁不舒等症状有较好疗效。另外，经常按摩支沟穴，还有通便的作用。

按 摩 方 法

以一侧拇指指腹按住支沟穴，轻轻揉动，以有酸胀感为宜。每侧1分钟，共2分钟。

内关穴

位置： 人体的前臂掌侧，从近手腕横纹的中央，往上约三指宽的中央。

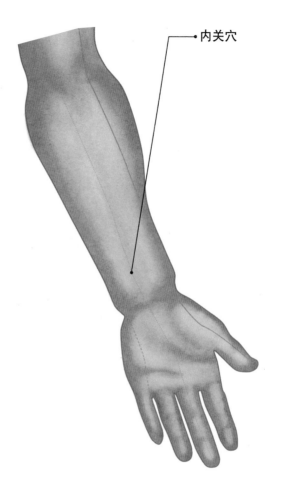

内关穴

疏导水湿。

按 摩 方 法

采取一按一压的方式进行，一般节奏上把握到30秒为宜，男性每次按压8次，女性7次即可。需要特别说明的是，左右手内关穴都要按，而且力度要适中，感到酸胀即可。

心俞穴

位置： 人体的背部，在第五胸椎棘突下，左右旁开二指（约1.5寸）宽处。

功 用

散发心室之热。主治心悸、心痛、心绞痛等病症。

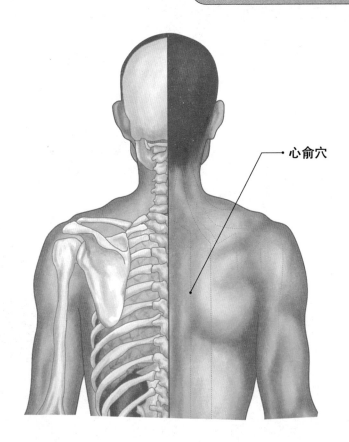

心俞穴

按 摩 方 法

利用此穴位进行保健，拔罐比按摩的功效要好。力度把握上，长幼者宜小，而中青年宜偏大，以便能更好地利用拔罐的温性作用。

膈俞穴

位置：人体的背部，在第七胸椎棘突下，正中线左右旁开二指宽处。

功 用

散热化血。

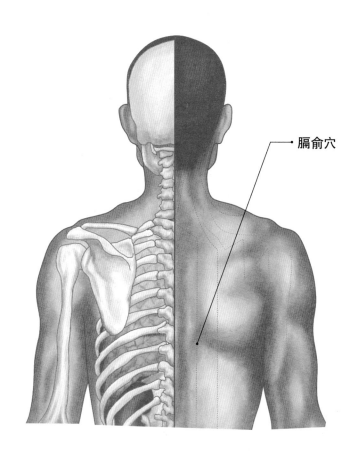

膈俞穴

按 摩 方 法

按摩的时候以拔罐方式为主。需要提醒的是，为了更好地巩固其疗效，在拔罐之后，最好再按揉约3分钟。

神门穴

位置： 手腕部位，手腕关节手掌侧，尺侧腕屈肌腱的桡侧凹陷处。

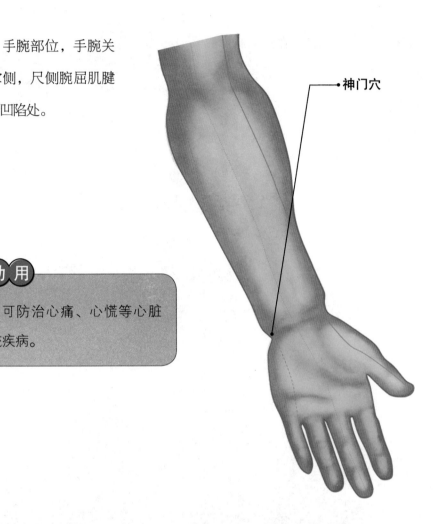

神门穴

功用

可防治心痛、心慌等心脏系统疾病。

按摩方法

一种方法是按摩，即用指关节按揉或者按压；另一种方法是用人参切成片后放在穴位上，再用医用纱布包好，每12小时更换一次，隔天一敷。

曲泽穴

位置：所属手厥阴心包经，在肘横纹中，当肱二头肌腱的尺侧缘。（此穴为双穴，左右各一）

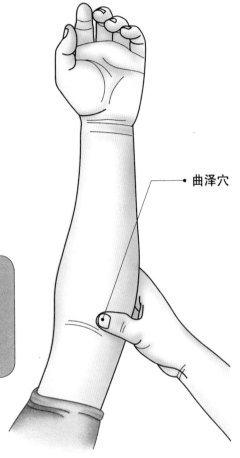

• 曲泽穴

心痛，胸痛，心悸，热病烦躁，胃痛，呕吐，中暑，泄泻，肘挛，臂痛，瘾疹等。

按摩方法

用大拇指指尖垂直按压穴位，有酸、胀、痛的感觉。每天早晚，左右各按压一次，每次1~3分钟。

少海穴

位置：所属手少阴心经，在肘横纹内侧端与肱骨内上髁连线的中点处，屈肘取穴。（此穴为双穴，左右各一）

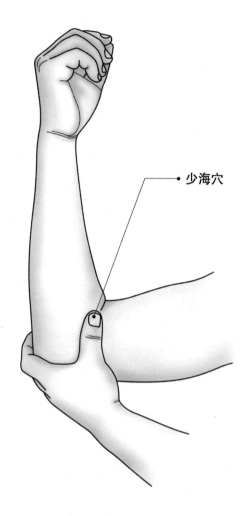

• 少海穴

功 用

　　心肌供血不足，心绞痛，胸闷，呼吸困难。

按 摩 方 法

　　以大拇指指腹按压穴位，每天早晚各按一次，每次左右各按1~3分钟。

常见心脏疾病及调理方法

心脏是人体循环系统的主动力，其作用是推动血液流动，为全身器官、组织提供充足的氧和各种营养物质，并通过血液带走代谢产物，维持细胞的正常代谢和功能。

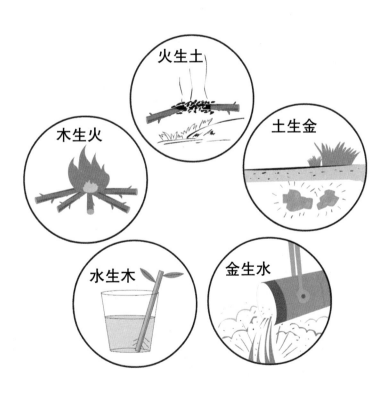

成因分析 🦐

《黄帝内经》告诉我们，心为气血所养。这说明，如果气血亏虚，再加上外邪干扰，就会导致心脉阻塞，使心口疼痛。心口痛，就是由于正气亏虚，一旦有寒凝、痰浊、血瘀等邪毒侵入人体，就会导致阻塞心脉，使心中气血不畅。

调理方案 🦐

治疗心口痛的关键是补充气血。

🍵 食疗法

长期坚持用三七粉冲饮，可活血化瘀；用羊心和大枣一起炖汤，经常饮用，可以缓解症状。

🌀 按摩法

经常按揉至阳穴、膻中穴、关元穴和间使穴，每次至少10分钟，也可改善心口痛症状。

1.心包经叩痧。叩痧方法：手臂伸直，由内关穴到曲泽穴进行由上至下的叩痧。由轻到重，速度力度一致，进行5~7分钟叩痧。

2.少海穴叩痧。叩痧方法：手臂伸直，叩痧拍手心面对准少海穴进行5~7分钟，力度由轻到重，速度力度保持一致。待穴位的青紫色痧出现为好。

💧 日常保健

控制好情绪，保持平和的心态，是预防和治疗心口痛的最佳良药。

成因分析

1.中医诊断的胸闷气短，是由于情绪焦虑、肝郁气滞、气血不通所导致的。

2.心气虚引起气虚推动无力，或者是肺气虚，心肺之气虚引起胸中宗气不足，引起脉结代、胸闷、气短等，同时还伴见口唇发绀、脉涩等瘀象。

调理方案

调理胸闷气短，重在疏肝理气，补气养血。平时注重心情心态的调整。

食疗法

多吃新鲜蔬菜水果，如菠菜、西蓝花、紫苏叶、西红柿、萝卜疏肝理气，促进代谢。大枣、桂圆有助于补气养血。

按摩法

1.拇指点按内关穴1分钟。

2.食中二指指面按揉膻中穴3分钟。

3.食中二指按揉腋下极泉穴。

4.双手拇指指端由胸骨剑突向下推中脘穴至肚脐。

叩痧调理：叩痧拍手心一侧对准穴位。叩击拍打曲泽穴、中府穴，由轻到重，叩击3~5分钟。轻者发红发热，重者可见红紫色痧排出。

日常保健

多做有氧运动。每日可练习3~5分钟腹式呼吸，鼻吸口呼。

第二章 心脏养生法

成因分析

失眠是一种典型的亚健康证候，其形成原因有以下两点：

（1）主要是情志受伤，人体的五脏受到压力，再反作用到大脑，从而难以入睡。

（2）外界压力的作用，如工作压力大、神经衰弱等。

调理方案

失眠主要是心脏气血堵塞所致，最好用食疗方法治疗。

食疗法

把小米和清半夏放在一起熬粥，每天睡前服用。

小米：味甘、性寒，含有丰富的色氨酸，是使人安睡的最好食物之一。这是因为色氨酸能促进大脑神经细胞分泌出五羟色胺，这种物质可以使大脑思维活动受到暂时抑制，让人产生困意，有助于入睡。

清半夏：燥湿化痰、消痞散结，对治疗头晕、不眠有很好的效果。

按摩法

按摩大脑经络。用梳齿不尖锐的木梳，由前额往后脑勺梳，先梳中央，再梳两侧，反复多次，直到产生睡意。梳理时，力度以舒适为准。

按揉中脘穴。由上至下双手拇指向下推按100次。

叩痧调理：叩痧拍手心一面大椎穴、风市穴、章门穴。由轻到重。一次叩痧3~5分钟。其中，章门穴轻叩。

高脂血症

成因分析 🍃

高脂血症主要是由于饮食营养过于丰富、血液黏稠，加上平时运动量不够，气血运行速度变慢，导致体内大量垃圾淤积成痰。黏稠的血液遇上大量的痰液，就会导致经络的阻塞，血中带痰。

调理方案 🍃

治疗高脂血症的关键是化痰清淤，手段不复杂，贵在坚持。

🧍 日常保健

平时多运动，保持平和的心态，尽量少吃或不吃油腻的东西，可有效预防此病症。放慢生活节奏，打太极、练瑜伽、深蹲。

🍲 食疗法

把粳米和决明子按10：1的比例放在一起熬粥喝，能够净化血液，疏通经络。也可用三七花泡茶喝，活血通络，可以有效清除血管里的物质沉积。多吃山楂、山药、太子参、酸梅、炙黄芪、炙甘草。

🤚 按摩法

按摩心包经。按照从胸到手的方向，依次往下按，按时速度不要快。每晚睡前半小时做，可有效化痰除淤。

腹部带脉叩痧，一手提捏着皮肤同时进行叩痧，由轻到重叩至发红发热或出痧。配合每日中脘穴按揉，双手食指、中指、无名指按压中脘穴进行顺时针按揉300次。

第二章 心脏养生法 ≪≪

第三章

肺脏养生法

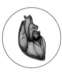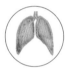

- 认识我们的肺脏
- 排除毒素，清肺护肺
- 合理膳食，补肺养肺
- 常见肺脏疾病及调理方法
- 肺脏健康自我检测
- 科学生活，调肺养肺
- 按摩穴位，保肺护肺

认识我们的肺脏

肺脏位于胸腔内，居横膈上，左右各一白色分叶，形似海绵，在五脏六腑中位置最高，有"华盖"之称。肺的五行属金，肺气旺于秋，秋生燥气，肺"喜润恶燥""燥伤肺"，因此肺与燥、辛味、白色有着内在的必然联系。肺脏与大肠、鼻、皮毛等构成了整个"肺系统"。肺脏的主要功能有以下几方面。

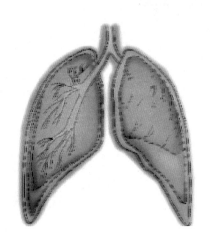

肺主呼吸

肺脏的主要功能，就是通过呼吸运动，吸入外界的新鲜空气，呼出体内的污浊之气，进行体内外气体交换，保证体内对新鲜空气的需求，调节人体内气机的升降出入。当出现胸闷、咳嗽、气喘等症状时，说明病邪犯肺。

甲状软骨
环状软骨
喉
气管
胸膜顶
壁胸膜
左主支气管
脏胸膜
胸膜腔
下叶（左肺）
肋胸膜
膈胸膜
肋膈隐窝

肺主肃降

当肺气宣发时，有益的津液就会

灌溉、滋养各组织脏器，与此同时，有害的液体、剩余的水分则通过汗孔排出体外；当肺气肃降时，水液下行至肾，经肾脏、膀胱形成尿液，经尿道以小便形式排出体外。

中医学认为，如果肺气正常，肺的肃降可以完成人体的正常治理和调节，也就是肺的"治节出焉"。

肺主皮毛

皮毛是皮肤、汗腺和毛发等皮肤附属器官的统称，为人身之樊篱，抵御外邪侵害。肺五行属金，应秋；秋季养生，重在养肺。

一方面，肺气宣发，体内的津液便会输送全身，温养皮毛，抵御外邪；另一方面，皮毛汗孔的开合，可以配合肺脏主司呼吸，调节体温。

当肺气虚弱之时，皮毛抵御外邪的能力就会下降，人体因而经常感冒，毛发干枯。

肺脏健康自我检测

由以上所述的肺脏功能，以及《灵枢·脉度》中记载"肺气通于鼻，肺和则鼻能知臭香矣"，我们便可从以下表现辨别肺脏的问题：

自我检测法

①	鼻头色赤，出现"酒渣鼻"。
②	经常咳嗽，或者干咳，或者有痰。
③	鼻窍肿胀、糜烂、结痂或干痒灼热。
④	鼻内肌膜肿胀，交替阻塞，时轻时重，反复发作，经久不愈。
⑤	鼻内干燥灼热，肌膜萎缩，鼻窍宽大。
⑥	胸闷，呼吸困难。
⑦	皮肤晦暗，呈锈色。
⑧	多愁善感，容易悲伤。

除上述证候之外，鼻子的动态变化也能反映肺脏疾病。

 鼻子的动态变化也能反映肺脏疾病

①	鼻翼呼吸翕动，呼吸困难，多为小儿肺炎。
②	清涕外流，乃是肺感风寒的表现。
③	浊涕外流，是肺感风热的表现。
④	少涕或无涕，则是肺感燥干的表现。

排除毒素，清肺护肺

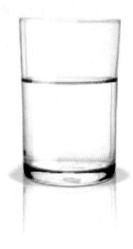

清晨勤吐纳

清晨起床后，喝一杯常温的清水，然后到窗户边，或到户外，吸一口新鲜空气，再慢慢呼出，如此反复吐纳多次，有助于肺脏排除体内毒素。

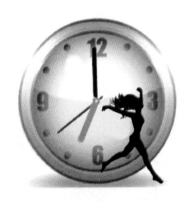

适当进行晨练

上午7：00~9：00为肺脏最强的时间段，此时，适宜进行适度的有氧运动，比如慢跑，长期坚持下去，有利于健肺。

保持良好的生活习惯

饮食方面，应每天摄入膳食纤维，多吃粗茶淡饭；每天要喝足够的清水，以滋肾利尿；少吸烟或不吸烟，多沐浴，保持肺脏健康。

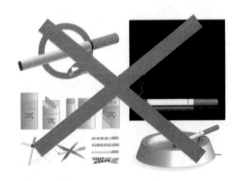

科学生活，调肺养肺

饮食

虽然辛辣味入肺经，但食辣要适度。过多吃辛辣食物，会损及肺系统，若再加上外界空气污染，很可能导致肺系统的功能紊乱。

秋季适当吃一些微酸食物，有助于阳气的收敛，可以补肺。

多吃润肺食物，如百合、杏仁、梨、白木耳等。

适当控制食欲，不要因为"贴秋膘"而暴饮暴食，要根据自己的体内能量富余程度，适度饮食。

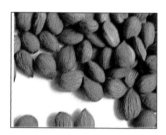 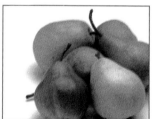 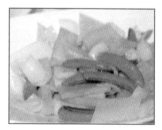

起居

秋季是阳气收敛之时，要注意早睡，睡眠时间可略长些，充足的夜间睡眠有益于补益白天损耗的体力。

另外，阳气收敛是气血由外向内行进的过程，毛孔由张开变为闭合。这时，穿衣不宜多，否则，对毛孔的闭合不利。

运动

在上午7：00~9：00，适宜进行一定程度的有氧运动，包括快走、慢跑等，能够健肺。

经常进行腹式呼吸，即吸气时保证胸部不动，膈肌与上、中腹部的腹肌扩张，而小腹部的腹肌则绷紧，呼气时慢慢放松腹肌，全程尽量用鼻子进行。这不仅能锻炼腹肌，还能促进胃肠蠕动。

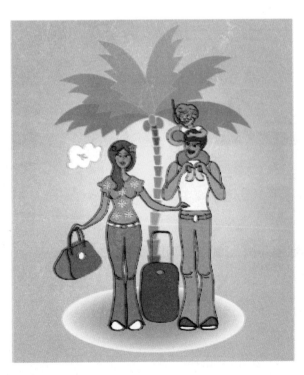

心态

忧伤肺。秋天容易让人产生悲哀伤感的情绪，如果不进行控制，有可能伤及肺脏。因此，我们要适当调整心情，怀着一颗享受秋天的心，尽量让心情平静下来。

合理膳食，补肺养肺

中医学认为，辛辣味入肺经，白色入肺经。补肺应有的放矢地进食辛辣味食物和白色食物。秋季干燥，皮肤容易干燥紧绷，饮食上要注意补水，多喝水，多吃蜂蜜。另外，要适当增加酸性食物摄入，因为酸主收敛，有利于收藏秋季的阳气。

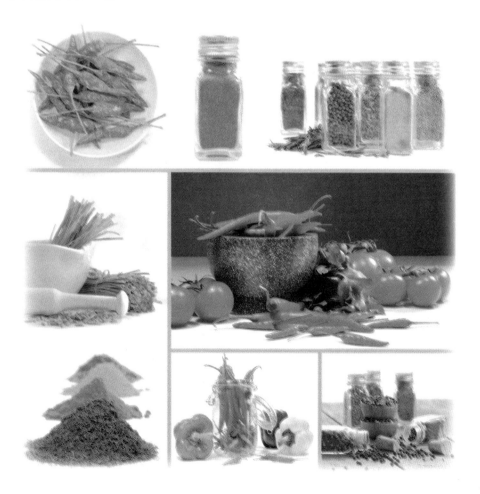

冰糖炖木瓜 ⋯⋯⋯⋯⋯⋯⋯⋯⋯⋯⋯⋯⋯⋯⋯⋯⋯⋯⋯⋯⋯⋯⋯⋯○

木瓜250克，甜杏仁20克，苦杏仁15克，陈皮5克，冰糖10克。

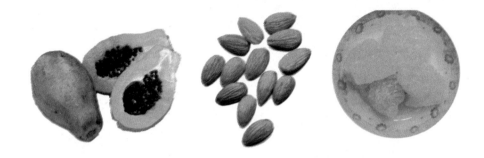

做法

选外皮金黄色的熟木瓜1个，开两半，去瓜皮、瓜籽，切丁；杏仁去衣；将以上材料一起放入炖盅，加冰糖，注入凉开水，盖上盅盖，隔水炖4小时，即可食用。

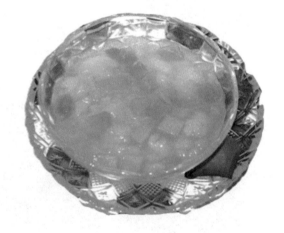

功用

清润养颜，老少皆宜。对结核性胸膜炎、咳嗽或平咳无痰、舌干咽燥、烦热、咯血均有疗效。

南杏猪肺汤

原料

南杏仁、猪肺。

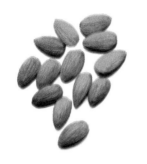
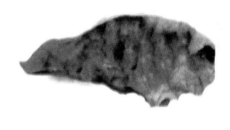

做法

把一个猪肺反复冲水洗净，切成片状，用手挤，再洗去猪肺气管中的泡沫。选15~20克南杏仁，一起放入瓦煲内加水煲煮2~3小时，调味即可。

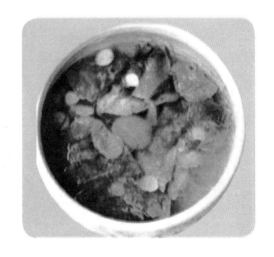

功用

可用于因秋冬气候干燥引起的燥热咳嗽。对秋冬时节肺气不开，干咳无痰，大便燥结，喉咙干燥等都有一定功效。

沙参玉竹老鸭汤 ○

 原料

北沙参、玉竹、老鸭、生姜。

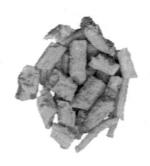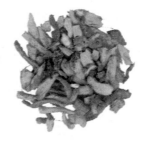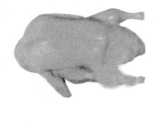

做法

选用老鸭一只，去毛、内脏，洗净。再选用北沙参和玉竹各60克，生姜2片，一起放入瓦锅内，文火煲1小时以上，调味即可。

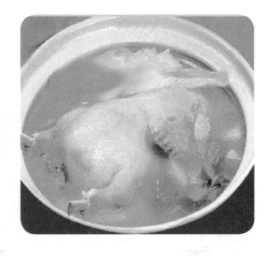

功用

能够治疗肺燥、干咳等，对病后体虚，津亏肠燥等引起的便秘等亦有效，是一道非常滋补的粤菜。

莲子百合煲瘦肉

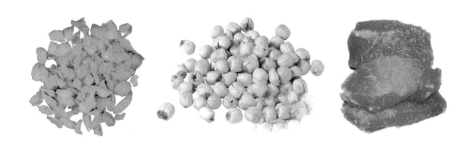

原料

百合、莲子、猪瘦肉。

做法

挑选半斤左右的猪瘦肉，再加入莲子和百合各30克，水适量，隔水炖熟，调味即可。

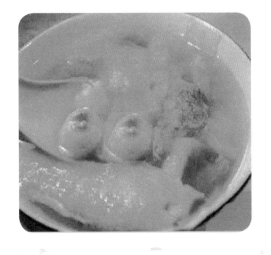

功用

莲子百合煲瘦肉其实是一个富有营养的搭配，除了润燥养肺之外，还可以治疗神经衰弱、心悸、失眠等，也可以作为病后滋养强壮之补品，是一道可四季享用的菜肴。

冰糖银耳羹

原料

银耳、冰糖。

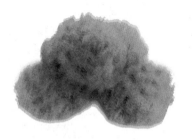
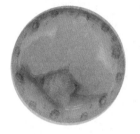

做法

选用银耳10~12克，先冲洗几遍，然后放入碗内加冷开水浸泡（水没过银耳即可）1小时左右，待银耳发涨后挑去杂物。接着把银耳和适量冰糖放入碗内，再加入适量冷开水，一起隔水炖2~3小时即可。

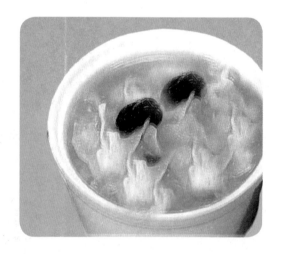

功用

有滋阴润肺、生津止渴的功效。可以治疗秋冬时节的燥咳，还可以作为体质虚弱者的滋补之品。

百枣莲子银杏粥

原料

百合、大枣、莲子、银杏、粳米、冰糖。

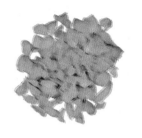
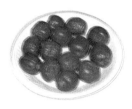
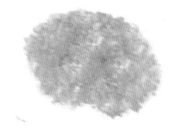

做法

用大火将莲子先煮片刻，再放入百合、大枣、银杏、粳米煮沸，然后改用文火熬至粥稠时加入冰糖稍熬即成。

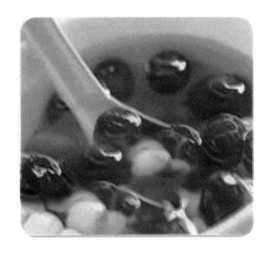

功用

养阴润肺、健脾和胃。

白果杏仁鱼汤

原料

白果、杏仁、腐竹、马蹄、鱼、生姜。

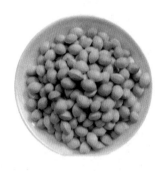
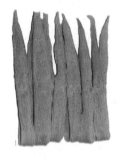
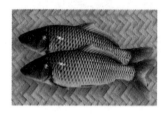

做法

将白果、杏仁、腐竹、马蹄、鱼洗净后一同放进锅内加入清水，用文火炖2小时，再放入适量食盐和少量花生油即可。

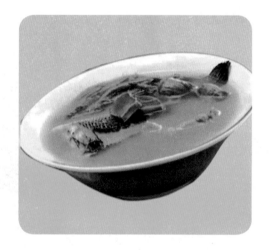

功用

此汤具有润肺化痰、敛肺止咳之功效。同时能辅助治疗咳喘日久、耗伤气阴等症。

葱蒜粥

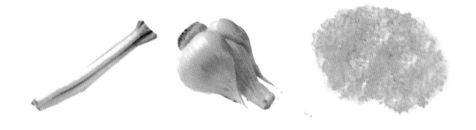

（原）（料）

葱白10根，大蒜3瓣，粳米50克。

（做）（法）

将葱白、大蒜和粳米一同放入锅中，加水适量，熬煮成粥。根据个人口味，亦可加入少许白糖或蜂蜜调味。

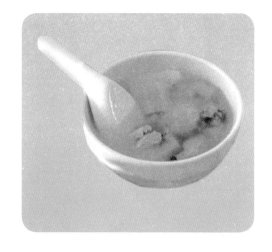

（功）（用）

每日食用两次，可发汗解毒、润肺通肠、活血止痛，对预防感冒有明显效果。

第三章 肺脏养生法

按摩穴位，保肺护肺

在少商、商阳两穴点刺一下，就能祛除肺火，按鱼际穴就能止住咳喘，日常按摩鼻子捶捶背还能帮助我们养好"娇肺"。肺脏养生，守护自己和家人的健康，就是这么简单。

少商穴

位置： 位于人体的手拇指末节桡侧，距指甲角旁0.1寸。

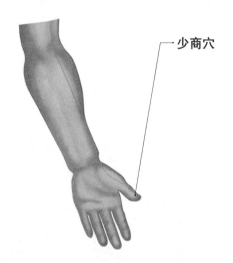

少商穴

功 用

配合按摩商阳穴，可以清除肺火，对热病、昏迷等症有较好疗效。

按 摩 方 法

按摩该穴一般用指掐法，即用大拇指的指甲尖扎压，要有一定力度，使穴位有发麻胀痛的感觉，坚持30秒到1分钟，然后用同样方法按压另一只手。

商阳穴

位置：位于手的食指末节桡侧，距指甲角0.1寸。

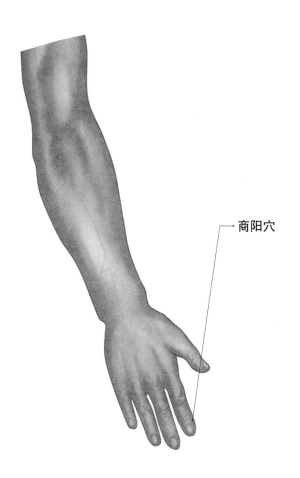

商阳穴

功用

能清除肺火，对治疗热病、昏迷等症有明显效果。

按摩方法

按摩时一般采用揉按的方法，即用大拇指和中指挤捏，或用另一只手按揉，要有一定的力度。

迎香穴

位置： 在人体面部鼻翼旁开约1厘米皱纹中（在鼻翼外缘中点旁，当鼻唇沟中）。

功　用

对感冒等引起的肺部不适有很好的保健和治疗作用。

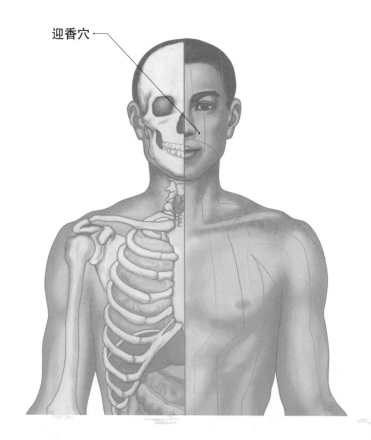

迎香穴

按 摩 方 法

将两手拇指外侧相互摩擦至有热感后，沿鼻梁、鼻翼两侧上下按摩64次左右，然后按摩鼻翼两侧的迎香穴32次左右，每天两遍。

大椎穴

位置：位于人体的颈部下端，第七颈椎棘突下凹陷处。

对于因肺火引起的感冒、发热等有很好的作用。

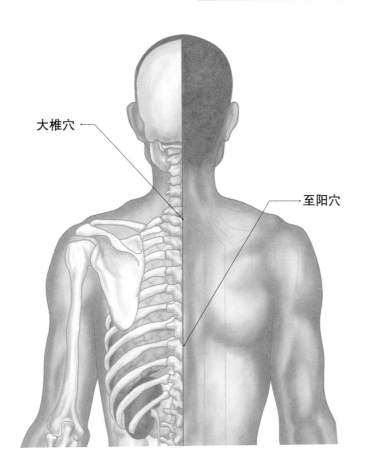

大椎穴

至阳穴

可以对背部进行刮痧治疗，从后背督脉的大椎穴往下一直刮到至阳穴。

鱼际穴

位置： 在人体的大拇指关节（第一掌指关节）后凹陷处，约当第一掌骨中点桡侧，赤白肉际处。

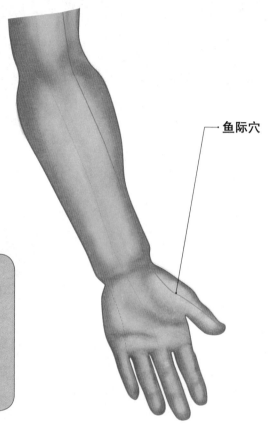

鱼际穴

功 用

具有预防咳嗽、咯血、咽喉肿痛、失音、发热的功能，配孔最穴、尺泽穴治咳嗽、咯血；配少商穴治咽喉肿痛。

按 摩 方 法

一只手手掌朝上，用另一只手的食指托住鱼际穴背面，大拇指垂直按在鱼际穴上，有节奏地一紧一松地平稳用力按压，最好配合按摩动作，以鱼际穴周围有酸胀感为宜。每天早晚各按摩1次，每次3~5分钟。

太渊穴

位置： 位于手内横纹凹陷处。其位置在人体手腕部位的手腕横纹上，拇指根部。

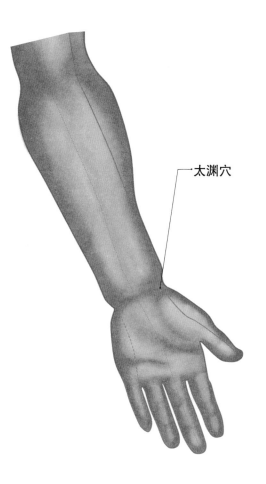

太渊穴

功　用

　　压该穴，不仅对于腕部疾病有疗效，还可以主治咳嗽、气喘、咯血、胸痛、咽喉肿痛、腕臂痛、无脉症，配鱼际穴可以主治咳嗽、胸痛。

按　摩　方　法

　　白天经常用拇指或食指指腹按摩两侧太渊穴，每次5分钟。

肺俞穴

位置： 位于背部，第三胸椎棘突下，左右大约二指宽处。

每晚临睡前进行按摩，可以舒畅胸中之气，有健肺养肺之功效，有助于体内浊痰的排出，且可通脊背经脉。可止痰、去除雀斑等，对肺炎、肺结核等具有明显疗效。

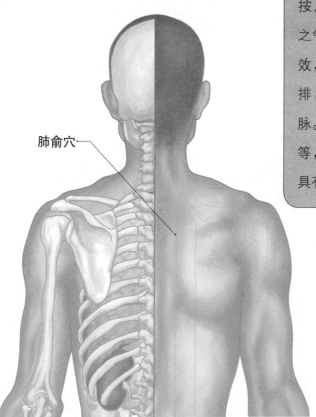

肺俞穴

取穴时，采取端坐，两膝自然分开，双手放在大腿上，全身放松。双手握成空心拳，或用叩痧工具，轻叩背部肺俞穴3~5分钟，同时，用掌从两侧背部由下至上轻拍，持续约10分钟。

中府穴

位置：胸前壁的外上方，云门穴下1寸，前正中线旁开6寸，平第一肋间隙处。

功 用

可有效改善胸闷胸郁、支气管性哮喘等症状。配复溜穴，可治疗肺阴虚引起的干咳、肺痨等病症。

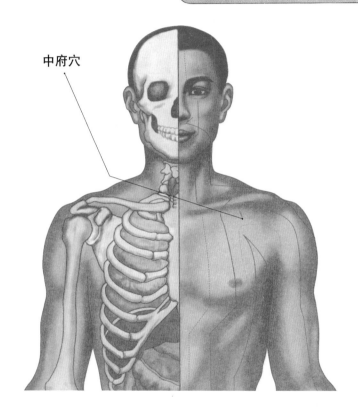

中府穴

按 摩 方 法

以手指指面或指节向下按压中府穴，并做圈状按摩。也可叩痧中府穴3~5分钟。

天突穴 ··○

位置：所属任脉，在颈部，颈前正中线上，胸骨上窝中央。

主治咳嗽、哮喘、咯血、喉痹、失音、呕吐、呃逆、噎膈、瘿瘤等。

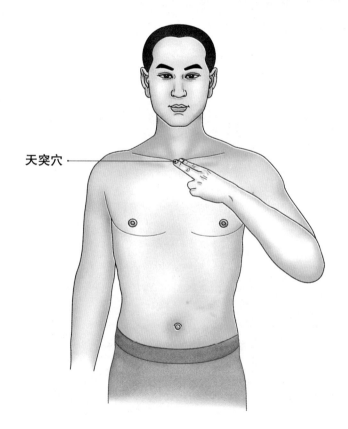

天突穴

按 摩 方 法

以食指指面向下点按天突穴，至痛感减轻。也可用拇指食指提捏天突穴皮肤，捻揉至皮肤发热松软。

常见肺脏疾病及调理方法

肺是身体内呼吸系统的中枢，主管呼吸，很多肺脏疾病都表现为呼吸性疾病。而呼吸是一刻也不能停息的，因此我们需要掌握一些肺脏疾病及其调理方法。

咳嗽

成因分析

咳嗽的病因是多种多样的，或是由于受凉，或是由于过敏。但无论是哪种原因，都是源于呼吸系统气流不顺。

调理方案

治疗咳嗽，关键是理气。

日常保健

对于偶尔的咳嗽，可以喝一些止咳糖浆，或者喝一些白开水。

按摩法

用手摸中府穴如果是发热的采取叩痧，由轻到重叩痧至痧拍出。如果中府穴不热可用食中二指指面按揉，至痛感减轻即可。云门穴按揉、提捏捻揉。肺俞穴叩痧3~5分钟，由轻到重叩至发热出痧为好。

🖐食疗法

将白萝卜切成小丁，放入干燥、干净的容器中，并放入蜂蜜，再把容器盖紧；3天后，待白萝卜的水分与蜂蜜结合后，将结合物加温开水饮用，可有效治疗咳嗽。也可以将金橘加热，待橘皮变色后，晾凉或剥皮取汁饮用，对咳嗽也有很好的疗效。

哮喘

成因分析

中医学认为，肺、脾、肾的功能不足，会导致体内的津液凝聚，形成"宿痰"，潜藏在肺里。一旦有外邪入侵、疲劳过度或者饮食不当等情况发生，"宿痰"便一涌而出，阻塞我们的肺气，这就是哮喘。如果哮喘患者的肺功能不好，还会形成血瘀。哮喘与痰瘀相互纠结，使得哮喘反复发作。因此，肺、脾、肾三脏气血失调、经络瘀阻是哮喘反复发作的主要原因。

调理方案

治疗哮喘，主要是调和肺、脾、肾三脏的气血。哮喘分为热哮和寒哮两种，热哮当清热祛痰，寒哮当温化散痰。

（1）按摩治疗哮喘是应急之法。按揉位于食指、中指分叉处的手掌上约1厘米处的咳喘点，可减轻哮喘。如果配合点按三间穴和肺俞穴，效果更佳。也可以用艾条来灸，待感到烫时，移开艾条，隔一会儿再灸一次，直到哮喘症状减轻。

（2）哮喘发作时，最好用药物治疗。对于热哮，可服用止咳定喘口服液；对于寒哮，可服用射干麻黄丸。

按摩法

日常调理方法，双手拇指自胸口剑突向下按压式推至肚脐50次，叩痧中府穴或按揉中府穴3~5分钟至发热松软或出痧。

肺俞穴、定喘穴叩痧或按揉3~5分钟。

感冒

成因分析

中医学认为，在不同季节，人体都会受到外部致病因素的损害，造成阻塞经络，使得气血流通不畅，降低人体抵御疾病的能力，最终引发感冒。一般来说，这些致病因素包括春季的风热、夏季的暑湿、秋天的燥气和冬天的寒气等。

调理方案

感冒虽是一种最常见的病，但它能引发更严重的疾病，一定要认真对待。尽量要抓住感冒刚发生的12小时，这个时间是治疗感冒的最佳时机。治疗感冒以驱热散寒为主，目的是让气血畅通。另外，感冒又分为风热感冒和风寒感冒两种，要辨证施治。

⊘ 食疗法

（1）对于风性感冒，以散热、驱热邪为主，可以吃桑菊颗粒或银翘片；对于风寒感冒，以散寒、驱邪气为主，可以喝姜汤或辣椒汤。

（2）罗汉果和苏叶是预防、治疗一般感冒的佳品。尤以罗汉果的效果最好，因为罗汉果性味甘凉，无毒，具有清热凉血、生津止咳、滑肠排毒、润肺化痰的功效，且不伤人。罗汉果和苏叶都可以用来泡饮，而且苏叶水还可以用来泡脚。

（3）取生姜和葱白适量，捣烂成泥，用纱布包裹起来，蘸上热白酒，先擦前额和太阳穴，再擦脊椎两侧，最后擦肘窝和腘窝，以身体微微出汗为宜。

⊘ 按摩法

大椎穴由上自下用掌根推50次至发热，或叩痧3~5分钟由轻到重叩出红紫色痧。

中脘穴按压，顺时针按揉3~5分钟。

按压神阙穴（肚脐），双手掌根夹住肚脐相对揉搓3分钟至腹部发热。

鼻炎

成因分析

中医学认为，鼻炎是由于肺气虚弱，浊气无法下降，清气不能上升，寒气侵入，从而伤害肺脏引起的。总而言之，肺气不能升降通畅，鼻子得不到肺气的温煦，就会引起鼻炎。

鼻炎一般会引起鼻塞、头痛，造成精神不集中、记忆力下降、工作效率低下，甚至引发高血压和心脏病等病症，千万不可小觑。治疗鼻炎，必须要保证鼻子的畅通，归根结底是保证肺气的运行通畅。另外，鼻炎是一种慢性病，需要长期坚持施治。

按摩法

按摩迎香穴。按摩之前，要将两手的食指外侧互相摩擦，直至有热感；然后用食指外侧沿鼻翼两侧由上至下进行按摩，以鼻子微微发热为宜；再对迎香穴进行按摩，以15~20次为宜，每天坚持做3~4遍，拇指、食指以双侧睛明穴提捏起来有酸胀感，并配合鼻子吸气呼气。

大椎穴、天府穴用叩痧拍叩痧，由轻到重叩3~5分钟至出痧。

食疗法

取5克辛夷花与100克大米，一同放入锅中熬煮。经常食用，可以有效缓解鼻炎症状。这是因为辛夷花性味辛温，可散风寒、通鼻窍。

第三章 肺脏养生法

第四章

肝脏养生法

 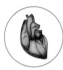 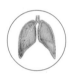

· 认识我们的肝脏　　· 肝脏健康自我检测

· 排除毒素，清肝护肝　　· 科学生活，调肝养肝

· 合理膳食，补肝养肝　　· 按摩穴位，保肝护肝

· 常见肝脏疾病及调理方法

认识我们的肝脏

肝位于腹部膈膜右下，左右分叶，颜色紫红。肝五行属木，五志在怒，五方居东，肝气旺于春季，与风、酸味、青色等有着内在的必然联系。肝与胆、目、筋、爪等构成"肝系统"。肝具有以下几方面功能。

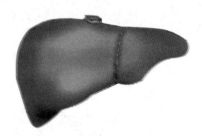

肝主疏泄

1. 对气、血、水的疏泄调节。肝系统是一个气机的阀门，负责对人体的经络、气血、津液、营卫之气的疏通、升发与宣泄。肝气调畅，人体便会经络通利，气血调和，五脏六腑运作正常。反之，肝气瘀滞，全身气机便会停滞，胸闷腹胀。人们一生气，胸前就常常如同堵了一块大石头，有些疾病就是这样气出来的。

2. 对情志的疏泄调节。"肝主谋略"，人体的思维情志受到肝系统的影响。肝气舒畅条达的人，既不抑郁，也不亢奋，心平气和，思维敏捷；肝气疏泄不及的人，抑郁寡欢，多愁善感；而肝气疏泄太过的人，烦躁易怒，失眠多梦，现代人动辄怒发冲冠，便是肝系统功能失调的征兆。

肝主藏血

肝脏有"血海"之称，其所储藏的血液，一部分用于滋养肝脏自身，另一部分用于调节全身血量。人体脏器的血液需求量是动态变化的，如人在吃饭时，血液流向脾胃；人在思考时，血液流向大脑；人在跑步时，血液流向全身各部分，尤其是肌肉；人在休息时，血液重新归藏于肝。如果肝气不足，不能统血，则会导致体内出血的症状。如果人体肝血亏虚，表现在目，眼睛干涩头晕，甚至于夜盲；表现在筋，筋脉屈伸无力，肢体麻木。对于女性而言，肝血不足，月经量就会减少，甚至于闭经。

肝的解毒免疫

肝脏既然是负责全身血液储藏和输送的"将军"，其所具有的解毒免疫功能便显得尤为重要，因此中医将其列为免疫系统的主管脏器。肝脏解毒免疫方式主要有以下四种：

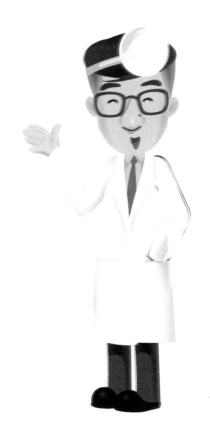

肝脏解毒免疫方式

①	通过在肝脏内氧化、还原、分解、结合和脱氧作用，免疫解毒。
②	通过胆汁的分泌，将一些重金属如汞，还有来自肠道的细菌排出体外。
③	通过储存糖原，参与蛋白质、脂肪、维生素的代谢，不断为身体储存营养。
④	通过吞噬各种有害物质，直接对人体进行防御。

　　肝是"将军"，其主要工作不是领兵打仗，而是运筹帷幄。因此，人的聪明才智是否能发挥出来，要看自己的肝气、肝血是否充足。若充足，则做事踏实、稳重；若不足，则容易动怒、烦躁。

　　需要特别指出的是，肝主升发，而春季是万物萌发的季节，春季养生，重在养肝。

肝脏健康自我检测

　　肝是身体的重要器官，与人的聪明才智、谋略胆识、视力好坏、脾气心情、饮食消化、男女生殖等问题密切相关。因此，想要身体健康，就必须保证肝的气血充足。而要做到这一点，就要注意身上的细微变化，及时发现肝脏问题。

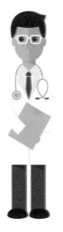

	身体健康，要注意身上的细微变化	
①	两边肋骨下面隐隐作痛，是由肝气郁结导致的。	
②	眼睛视力模糊，是因为肝血不足。	
③	脾气暴躁，无缘无故发火，是由于肝气受阻。	
④	早上起来口苦口干，表示肝气疏泄失常。	
⑤	男女生殖器方面的一些问题，也直接与肝相关，比如男性的阳痿。	
⑥	出现白眼球发黄等症状，表示有胆结石或黄疸病等疾病，源于肝气郁结或肝气受阻。	

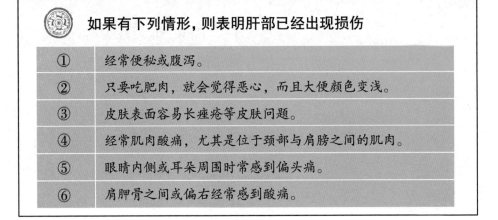

		如果有下列情形，则表明肝部已经出现损伤
	①	经常便秘或腹泻。
	②	只要吃肥肉，就会觉得恶心，而且大便颜色变浅。
	③	皮肤表面容易长痤疮等皮肤问题。
	④	经常肌肉酸痛，尤其是位于颈部与肩膀之间的肌肉。
	⑤	眼睛内侧或耳朵周围时常感到偏头痛。
	⑥	肩胛骨之间或偏右经常感到酸痛。

总而言之，肝一旦出现问题，都会在我们的日常生活细节上有所表现。

排除毒素，清肝护肝

适当进行体育运动

中医学认为，通则无病。适当的体育运动，如瑜伽运动等，可以使肝脏等解毒器官感觉到压力，从而改善器官的紧张状态，有助于促进血液循环，加快排毒。如果经常静止不动，排毒管道就容易堵塞，久而久之便会生病。

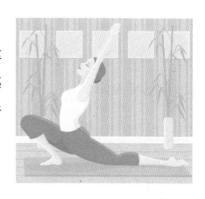

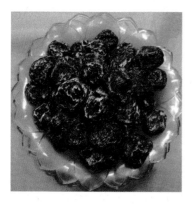

多吃酸味食物

酸味入肝经，如食醋、山楂、乌梅等都具有很好的解毒功能，可以补润肝经。

科学补充氨基酸

氨基酸是蛋白质的基本单位，如果人体缺乏，可导致生理功能异常，影响抗体代谢的正常进行，最终导致疾病。因此，对于酒精肝、脂肪肝、肝硬化、肝脏损伤等各种肝病患者来说，应当科学地补充人体所需的各种氨基酸。

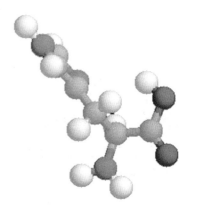

科学生活，调肝养肝

中医学认为，肝属木，草木在春季萌发、生长，肝脏的功能在春季也最为活跃。因此，春季养生以养肝护肝为先，注意从春季的饮食、起居、运动和心态等方面着重调理肝脏。

饮食

春季乃阳气升发之时，此时要注意多摄取有助于阳气升发的应季蔬菜、粮食，避免食用妨碍阳气升发的食品。

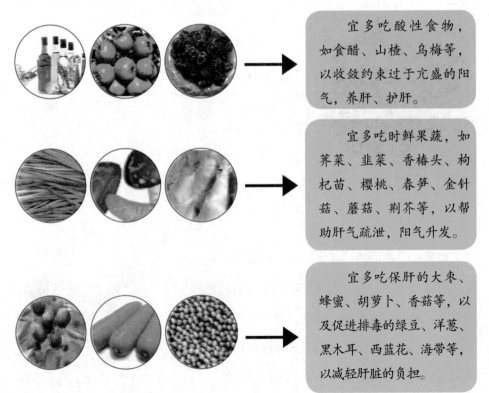

宜多吃酸性食物，如食醋、山楂、乌梅等，以收敛约束过于亢盛的阳气，养肝、护肝。

宜多吃时鲜果蔬，如荠菜、韭菜、香椿头、枸杞苗、樱桃、春笋、金针菇、蘑菇、荆芥等，以帮助肝气疏泄，阳气升发。

宜多吃保肝的大枣、蜂蜜、胡萝卜、香菇等，以及促进排毒的绿豆、洋葱、黑木耳、西蓝花、海带等，以减轻肝脏的负担。

起居

《黄帝内经·素问》中有这样的记载："春三月，此谓发陈，天地俱生，万物以荣。夜卧早起，广步于庭，被发缓形，以使志生，生而勿杀，予而勿夺，赏而勿罚，此春气之应，养生之道也。"这段话告诉我们，春季养肝，在日常起居方面应注意以下几方面：

	春季养肝，在起居方面应注意以下几方面
①	适当"春捂"，做好保暖，以利于阳气的升发。
②	早睡早起，睡好子午觉（即每天11:00~13:00的午觉和每天23:00~次日1:00的晚觉），以利于肝气的升发，以防春困。
③	当有困意时，闭上眼睛，让肝得到充分的休息，让全身的气血回归于肝，给肝充电。
④	早上起床的时候，伸伸懒腰，让肝部的血液在全身发散开来。
⑤	增加房间的空气流动，或增加外出踏春的次数，呼出浊气，吸入清新的空气。

运动

春季运动应以形体伸展为主，宜采用抻拉、牵引的方式，令颈椎、肩关节、膝关节、肘关节等舒展开来，变得柔韧、灵活。

除此以外，还可以进行一些温和性运动，如散步、慢跑、游泳、太极拳、骑自行车等有氧运动，时间以1小时左右为宜。

心态

中医学认为，怒伤肝，肝喜疏恶郁，无论是情绪抑郁，还是暴躁激动，均易导致肝脏气血瘀滞不畅而成疾。因此，人们要学会制怒，尽力做到心平气和、乐观开朗，熄灭肝火，使肝气正常升发、顺调。

 春季运动应以形体伸展为主

①	下蹲压腿：向前绷直、绷紧脚尖，绷直小腿肚子和腘窝（即膝盖正后方的菱形凹陷），下压。
②	活动脊柱：双腿并拢、绷直，尽力弯腰低头若干次，然后再尽力向后仰若干次，如此反复。

合理膳食，补肝养肝

中医学认为，肝是多气多血的脏腑，丰富的营养物质是保证肝脏健康的重要条件。就养生而言，养肝要多吃青色食品，多吃酸性食物，多吃动物肝脏等。

果蔬

苹果： 润肠、生津止渴、健脾益胃、止泻、解暑、醒酒。

山楂： 性微温，味酸、甘，消食健胃、活血化瘀、收敛止痢。

乌梅： 别名酸梅、黄仔、合汉梅、干枝梅，味酸、涩，性平，含多种有机酸，有改善肝脏功能的作用。

坚果： 如核桃仁、开心果，疏肝理气、缓解焦虑。

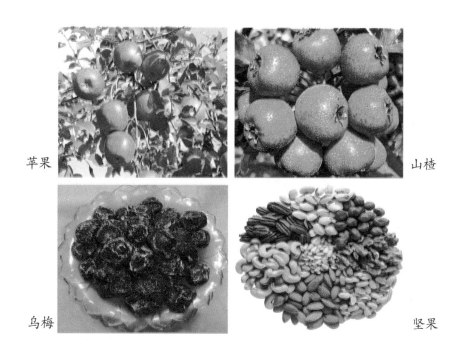

苹果　　　　　　　　　　　　　　　　　　　　　　　山楂

乌梅　　　　　　　　　　　　　　　　　　　　　　　坚果

第四章　肝脏养生法

饮茶 ···○

菊花、绿茶、蜂蜜、枸杞子等都可以泡茶养肝。

菊花： 性凉，味甘，散风清热，益肝明目。

绿茶： 含有许多解毒因子，易与血液中有毒物质相结合，并加速其从小便排出。

蜂蜜： 滋补五脏，润肠通便。

枸杞子： 性味甘平，能够滋补肝肾、益精明目和养血，增强人们的免疫力。

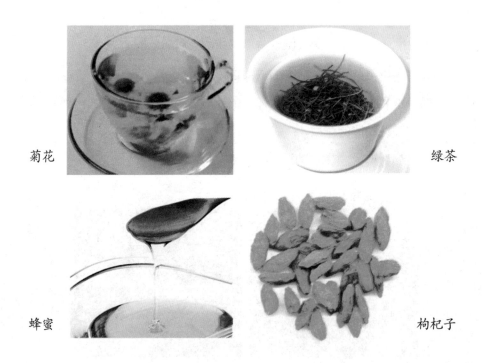

菊花　　　　　　　　　　　　　　　　　　　　　绿茶

蜂蜜　　　　　　　　　　　　　　　　　　　　　枸杞子

枸杞猪肝粥

原料

枸杞子10克，猪肝（或其他动物的肝脏）50克，大米100克，香菜10克，葱姜及调料少许。

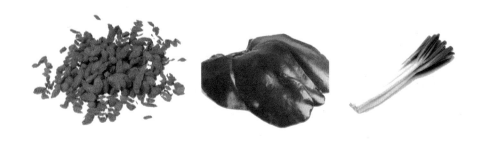

做法

将枸杞子和猪肝洗净切碎，加入大米，再加适量水，同煮为粥，待出锅前放入香菜、葱姜及调料等食用。

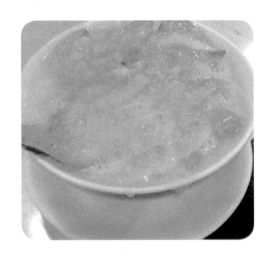

功用

具有滋补肝肾、养肝明目的功效，适用于肝肾阴虚、视物昏花及夜盲症患者食用。

第四章 肝脏养生法 ≪≪

猪肝拌菠菜

 原料

生猪肝100克，菠菜200克，发好的海米15克，香菜、精盐、味精、酱油、醋、蒜泥、芝麻油适量。

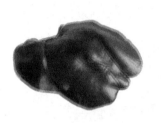 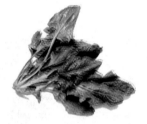 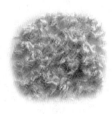

 做法

将生猪肝切成薄片，用沸水氽半生，捞出后过凉水，控净水分。将菠菜洗净，切成2厘米长的段，放入沸水中焯一下，再放入冷水过凉，控净水分。将香菜切成2厘米长的段。把菠菜放入盆内，上面放肝片、香菜段、海米，然后用精盐、味精、酱油、醋、芝麻油、蒜泥兑好汁，浇上即可。

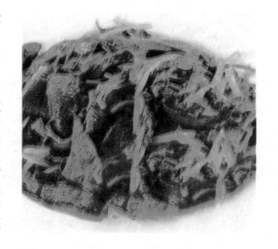

功用

具有滋补肝肾的功效，对于肝气亏虚的人来说，是一道不错的佳品。

丹参黄豆汤

原料

丹参10克，黄豆50克，蜂蜜适量。

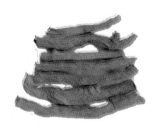 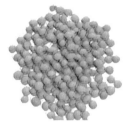 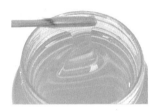

做法

丹参洗净放入砂锅中，黄豆洗净用凉水浸泡1小时，捞出倒入锅内加水适量煲汤，至黄豆熟烂，拣出丹参，加蜂蜜调味即可食用。

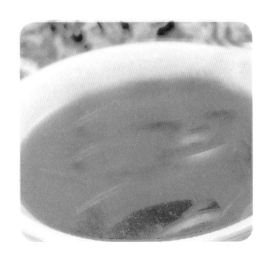

功用

补虚养肝，活血祛瘀。适用于慢性肝炎、肝脏肿大者调补。

杞枣鸡蛋汤

原料

枸杞子30克，红枣10枚，鸡蛋2枚。

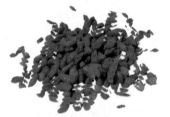 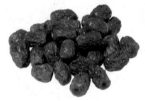 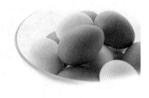

做法

枸杞子洗净沥干，红枣洗净去核，一起放于砂锅中，加清水适量烧开后，加入鸡蛋煮熟，调味即可，分2次食用。

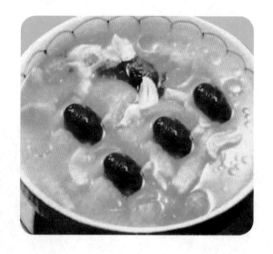

功用

补肝肾、健脾胃、滋阴润燥、养血除烦。适用于肝肾亏损、脾胃虚弱者以及慢性肝炎、肝硬化患者。

芹菜炒豆腐干

原料

芹菜250克，豆腐干300克，葱、姜、蒜及调料适量。

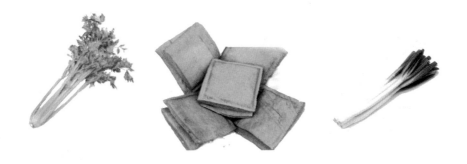

做法

芹菜洗净切丝，豆腐干切丝，将锅置于旺火上，倒入花生油，烧至七成热，下姜、葱、蒜炒出香味后，加入芹菜丝和豆腐干丝翻炒至熟即可食用。

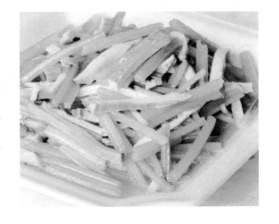

功用

具有清肝降火、降压调脂的功效，适用于高血压和高血脂症患者。

第四章 肝脏养生法 ≪≪

原料

香菜1把,葱1段,小辣椒10个(不喜辣的可以不放,也可以用尖椒),蒜2瓣,生抽1大匙,糖1匙,盐1匙,香油1大匙,醋1匙,鸡精少许。

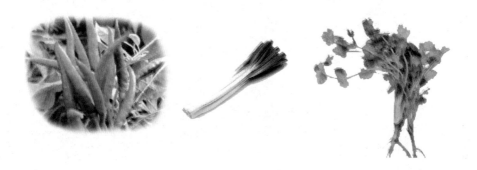

做法

将香菜去根洗净,与其他原料切成碎末以便能调匀,然后搅拌均匀即可。

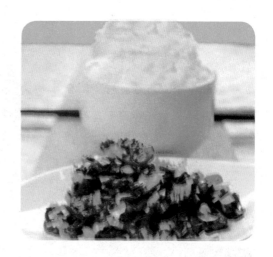

功用

"饭遭殃"不仅口感好,解油腻,还能温中健胃,补肝益气。需要说明的是,如患者在服用补药或中药中有白术、牡丹皮时不宜食用香菜。

按摩穴位，保肝护肝

保护肝脏，除了注重饮食，日常的按摩保健也是一种养肝的好方法。比如：中封穴、曲泉穴、行间穴、太冲穴、期门穴、大敦穴、阴陵泉穴等，都是养肝护肝的"大药"，可以让自己的肝气在按揉中得到疏通。

中封穴

位置：人体的足背侧，当足内踝前，商丘穴与解溪穴连线之间，胫骨前肌腱的内侧凹陷处。

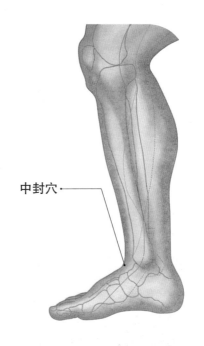

中封穴

功用

可抑制肝火过旺，利通小便。配胆俞穴、阳陵泉穴、太冲穴、内庭穴，具有泄热疏肝之功效。

按摩方法

盘腿端坐，用左手拇指按压右足中封穴，左揉20次，右揉20次；再用右手拇指按压左足中封穴，左揉20次，右揉20次。

曲泉穴

位置：人体的膝内侧，屈膝，当膝关节内侧端，股骨内侧髁的后缘，半腱肌、半膜肌止端的前缘凹陷处。

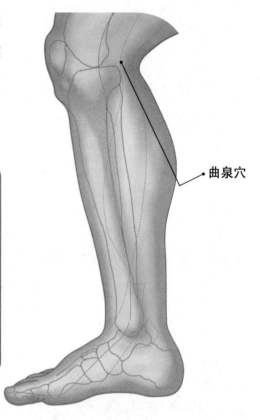

● 曲泉穴

功 用

配肝俞穴、肾俞穴、章门穴、商丘穴、太冲穴治肝炎；配复溜穴、肾俞穴、肝俞穴治肝肾阴虚之眩晕、翳障眼病；配归来穴、三阴交穴治肝郁气滞导致的痛经、月经不调。

按 摩 方 法

用拇指取穴，用力按揉多次。

叩痧调理曲泉穴，叩痧拍手掌面叩曲泉穴，由轻到重3~5分钟至发热出痧。

配肝俞穴、肾俞穴、章门穴、归来穴、三阴交穴，均可使用叩痧调理。

行间穴

位置： 在足背侧，第一、
二脚趾缝纹端。

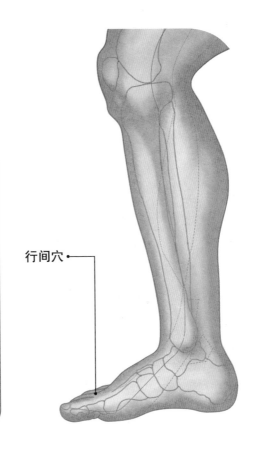

行间穴

功用

该穴属火，最善治头面之火，如目赤肿痛、面热鼻血、心里烦热、燥咳失眠、酒精性脂肪肝，对生殖器的热症和痛风的脚踝肿痛也很奏效。还可配合太冲穴，用大拇指指尖由太冲穴向行间穴方向压揉，治疗因肝气郁结引起的疾病。

按摩方法

每天2次，向下按压，力度重。

太冲穴

位置：人体足背侧，当第一跖骨间隙的后方凹陷处。

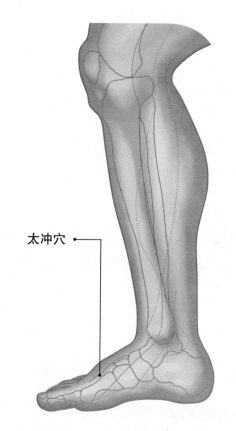

太冲穴

功 用

在头昏脑涨时降压爽气；在有气无力时补足血气；在怒发冲冠时泻火入眠；治疗身体虚寒和月经不调；等等。

按 摩 方 法

盘腿端坐，用左手拇指按右脚太冲穴（脚背第一、二趾骨之间）沿骨缝的间隙按压并前后滑动，做20次。然后，用同样的方法右手按压左脚即可。每天多揉几次，一次揉约2分钟。按摩该穴的时候，可以结合指关节向下稍稍用力，而且位置一定要从太冲穴到行间穴的方向按摩；用人参进行外敷，将切成片的人参放在该穴位上，然后用医用纱布固定。

期门穴

位置： 位于胸部，当乳头直下，第六肋间隙，前正中线旁开4寸。

功用

　　健脾疏肝，理气活血。主治心悸、心痛、心绞痛、肝肿大等病症。

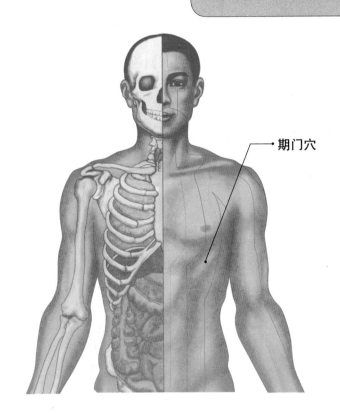

期门穴

按摩方法

　　双手沿肋弓有力地按摩搓擦。

大敦穴

位置： 足大姆趾（靠第二趾一侧）甲根边缘约2毫米处。

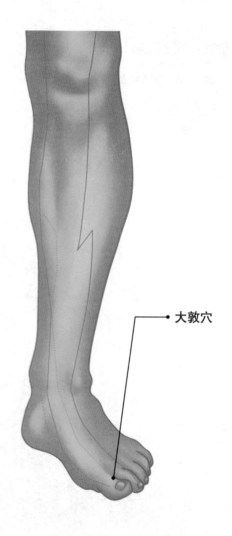

大敦穴

功 用

使人体头脑清晰、眼睛明亮，还能缓解因为肝郁所致的焦躁情绪等。

按 摩 方 法

揉压时，盘腿端坐，赤脚，用左手拇指按压右脚大敦穴，左旋按压15次，右旋按压15次。然后用右手按压左脚大敦穴，强压7~8秒，再慢慢吐气，每天就寝前重复10次左右。

阴陵泉穴

位置： 小腿内侧，当胫骨内侧髁后下方凹陷处。

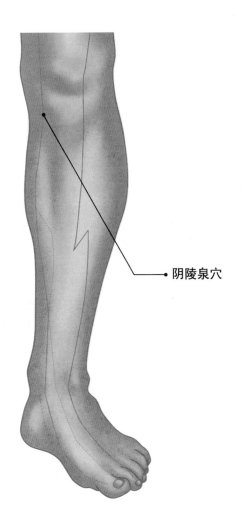

阴陵泉穴

功 用

主治膝盖疼痛、晕眩、腰腿痛等。

按 摩 方 法

正坐，将一条腿跷起，放在另一腿膝处。用拇指指尖按压膝盖下方内侧凹陷处1~3分钟。叩痧调理阴陵泉穴，叩痧拍手掌面叩阴陵泉穴，由轻到重3~5分钟至发热出痧。

辄筋穴 ⦿

位置： 所属足少阳胆经，左侧胸部，渊腋前1寸，平乳头，第四肋间隙中。（此穴为双穴，左右各一）

功 用

主治胸肋痛、喘息、呕吐、吞酸、腋肿、肩臂痛。

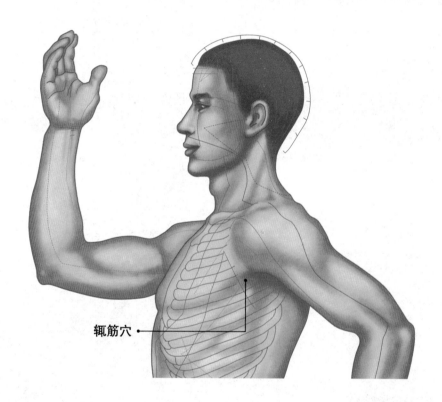

辄筋穴

按 摩 方 法

1.食中二指指面按揉3~5分钟。

2.叩痧调理辄筋穴，叩痧拍轻叩此穴3~5分钟至发热出痧。

中脘穴

位置： 所属任脉，在上腹部，前正中线上，当脐中上4寸。

主治胃痛、腹痛、腹胀、呕逆、反胃、食不化、肠鸣、泄泻、便秘、便血、胁下胀痛、喘息不止、失眠、脏躁、癫痫、胃炎、胃溃疡、子宫脱垂、疳疾、水肿。

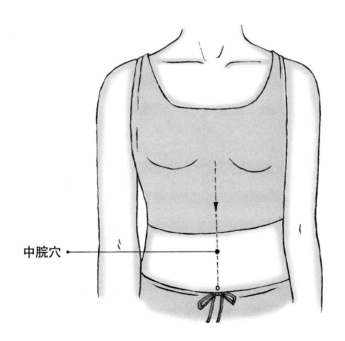

中脘穴

按摩方法

双手食、中二指按压中脘穴顺时针按揉3~5分钟。

双手拇指指端由胸骨剑突向下推中脘穴至肚脐。

第四章 肝脏养生法 >>>

常见肝脏疾病及调理方法

　　肝是身体中的重要器官之一，它不仅与人的聪明才智、谋略胆识有关，而且与视力好坏、男女生殖等问题也密切相关。肝的气血充足，能够保证身体的健康。一旦肝系统患上疾病，只能是"三分治七分养"，最主要的是想办法打通肝经气血。

　　在食疗进补方面，通过"以形补形"，即食用动物肝脏，可以益气生血、养肝补虚。这对于身体虚弱，或患有慢性肝病的人很有好处。对于视物昏花、两目干涩，或者患有夜盲症的人，最好在粥里放入一些胡萝卜丁，可以起到补益肝肾、养血明目的效用。

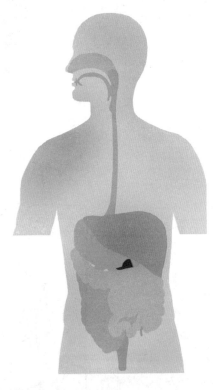

　　在经络方面，可以按揉太冲、三阴交、曲泉、行间等穴位，每个穴位按揉20下，以穴位有酸、胀感为宜，从而帮助打通肝经的气血运行。

　　在实际运用中，最好是食疗进补和经络按摩两种方法并用，效果会显现更快。

脂肪肝、酒精肝、肝硬化

成因分析

（1）饮酒过量：肝脏是人体内唯一能代谢酒精的器官，酒精进入肝脏后会被转化为乙醛，乙醛是有毒的。过量饮酒会导致乙醛的过量蓄积，从而损害肝细胞，使肝细胞发生反复的脂肪变性、坏死。

（2）饮食不节：饮食没有节制，会造成脾的运化功能失调，滋生痰液和湿毒，阻滞气的运行，导致气机不畅，最终导致肝功能失常甚至衰竭。

调理方案

日常保健

注意饮酒要适量，可防止脂肪肝、酒精肝和肝硬化等疾病的发生。而患有这些病的人，最好是戒酒，即使是治愈之后，再次饮酒极易引起疾病复发。

可配合每天早晨深蹲30~100次，或仰卧起坐30个。血压高者慎用。

按摩法

按神阙穴（肚脐），双手掌根夹住肚脐相对揉搓3分钟至腹部发热。

按压行间穴3分钟，每天两次。

食疗法

注意饮食有节有度，合理安排食疗。将鲤鱼、金钱草、车前草和砂仁放在一起熬汤，可以清热解毒、疏肝利胆，缓解酒精肝的症状。

鲤鱼：性平，味甘，可以补脾健胃、利水消肿。

金钱草：清热、镇咳，消肿、解毒。

车前草：性寒，味甘，清热明目、清肺化痰。

砂仁：性辛、温，行气调中、开胃止呃。

取葛花10克，山楂10克，陈皮12克，放在一起熬水，取汁服用。

第四章 肝脏养生法

肝郁气滞 ·····································○

成因分析 🐾

　　中医学认为肝郁气滞的主要诱因是思虑过重、悲伤过度、生闷气。当思虑过度时，忧思会化火，造成肝气郁结、气不通畅，从而使人情绪低落，总是高兴不起来，腹部胀满，心情压抑，食欲减退，胸闷气短。

调理方案 🐾

　　主要是疏肝适脾、理气通气、安心养神。

　🥤 食疗法

　　尽量多吃小米、大枣、核桃、莲子等，宁心安神、促进睡眠；多吃陈皮、山楂片等，疏肝理气，帮助消化。

　👐 按摩法

　　按揉太冲穴，每天10分钟，可以疏解心中的抑郁之气。

　　双手食、中二指按压中脘穴，顺时针按揉3~5分钟。

　　双手拇指指端由胸骨剑突向下推中脘穴至肚脐。

　　行间穴按压3分钟，每天两次。

　　期门穴按揉3分钟，每天两次。

　　足少阳胆经环跳穴至膝阳关穴叩痧，由轻到重至发热出痧。

银屑病 ···○

银屑病，俗称牛皮癣。中医学认为，牛皮癣是由于营血亏损、化燥生风，导致肌肤失养。

调理方案 🐚

治疗银屑病的根本在于清热解毒，活血、凉血、养血。

🕯 日常保健

用蒜泥敷于患处。大蒜药性辛温，可行滞、解毒、杀虫。把大蒜捣成蒜泥，敷在患处，用胶布固定，每天换一次新蒜泥。

🍲 食疗法

把花生仁、赤小豆、红枣和薏苡仁一起洗净煮粥，早晚分服。四种食材均有养血活血、清热利湿的功效。

✋ 按摩法

经常按摩足三里穴，以穴位有针刺一样的酸胀、发热的感觉为宜，可以疏通经络、疏风化湿、扶正祛邪。或叩痧调理，由轻到重至发热出痧，带脉一圈叩痧至发热出痧，双手食、中二指按压中脘穴，顺时针按揉3~5分钟。

双手拇指指端由胸骨剑突向下推中脘穴至肚脐。

第五章

脾脏养生法

 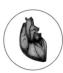 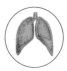

· 认识我们的脾脏
· 排除毒素，清脾护脾
· 合理膳食，补脾养脾
· 常见脾脏疾病及调理方法

· 脾脏健康自我检测
· 科学生活，调脾养脾
· 按摩穴位，保脾护脾

认识我们的脾脏

脾脏是人体中最大的淋巴器官，位于腹腔上，膈膜下，在胃的背侧，呈现紫红色；形如刀镰，扁似马蹄。脾五行属土，土能产生甘味，甘味可以滋养脾气，所以脾与湿、甜味、黄色有着内在的必然联系。脾胃是人体的后天之本，与胃、口、唇、肌肉等构成整个"脾系统"。脾脏的功能主要有以下几个方面。

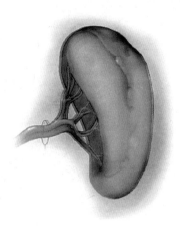

脾主运化

运，即运输，输送；化，即消化，吸收。脾的运化功能不仅涉及水谷，而且涉及水液。因此，脾的运化，是指脾将食物（即水谷）消化为脏器可吸收的营养物质（精微），然后将营养物质输送至全身各组织脏器中。

由此来看，如果"脾气健运"，人体的消化功能就强；如果"脾失健运"，人体便容易出现腹胀便溏、食欲缺乏、精神萎靡、气血不足的情况。

脾主生血统血

张景岳说过："血者水谷之精也，源源而来，而实生化于脾。"也就是说，脾是人体后天之本，是气血的生化之源，是将水谷精微生化为血液的物质基础，具有生血的功能，并统设、控制血液在血管内运行。正因为如此，脾气健运，血液充足；脾失健运，则指甲、舌、唇、面淡白，血虚，头晕眼花。

脾主肌肉

肌肉、脂肪与皮下组织是由水谷精微来补充营养的，而脾胃是气血生化之源。因此，脾气足，心肌结实；脾气弱，心肌乏力，泵血不足，长此下去，患心脏病的可能性大大增加。

开窍于口

整个口腔（唇、舌、腭等）为脾之窍，因此人的食欲、口味与脾息息相关。再比如肾主骨，发为血之余，齿为骨之余；脾主肌肉，牙龈肌肉包裹着牙齿。水来土屯，脾土克肾水，牙龈肌肉紧致，牙齿就不会松动；相反，脾土克不住肾水，牙龈肌肉松弛，你的牙齿就会七倒八歪。

就养生而言，脾胃是后天之本，四季均要重视脾脏养生。

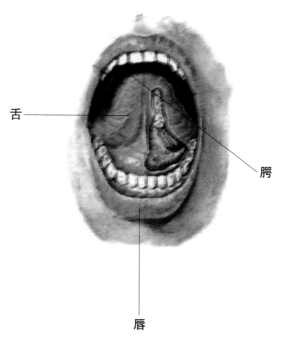

舌

腭

唇

脾脏健康自我检测

中医学认为，脾主运化，脾脏出现问题，具体表现如下：

 自我检测法

①	双肩同时感觉不舒服，脖子僵硬。
②	便秘，排便困难；或者腹泻，胃肠胀气。
③	食欲减退，胸部有压迫感，体力逐渐减弱，肌肉消瘦。
④	咽部不舒服，脖子两侧胀痛，有时这种感觉会蔓延到肩膀和手臂外侧。
⑤	经常感觉口干、口苦。
⑥	容易鼻塞、流鼻涕。
⑦	感觉身体不舒服，无法提重的东西。
⑧	面部长色斑。

排除毒素，清脾护脾

饭后百步走

谚语所说的"饭后百步走，活到九十九"是有一定道理的。脾脏的最佳排毒时间在饭后，饭后出外走一走，有助于脾脏毒素的排除。

多吃甜味、黄色食物

中医学认为，甜味入脾经，黄色入脾经。因此，多进食黄色食物，如玉米、小麦、荞麦、莲子等，在饭后1小时左右吃一点儿水果，有助于健脾、排毒。

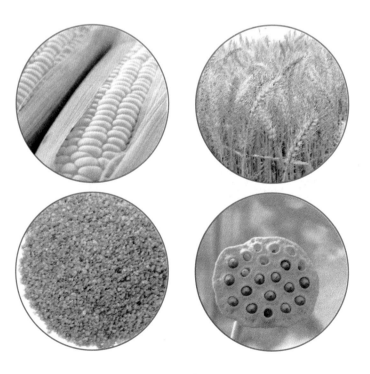

科学生活，调脾养脾

饮食

三餐要有一定的规律，做到定时定量。早餐一定要吃，即使是过了早餐时间；对于脾弱的人，午餐可以提前到上午11点进行；晚餐要少吃，吃半饱即可，且不要拖到晚上8点以后。

多吃黄色和甜味食品，但甜味食物的摄入量要适度，如果过度摄入甜味食物，也会损及脾脏，伤及肌肉。

不可吃冷米饭，因为米饭性偏寒，若凉着吃，会使寒气凝聚脾胃，影响消化。

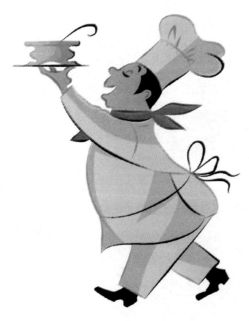

起居

注意腹部保暖，起到脾胃避寒的作用，有利于养脾。

要"夜卧早起"，否则，将损伤消化系统，导致胃酸胃胀。

运动

脾主肌肉，锻炼也应将有氧运动和无氧运动结合起来，并适当辅以器械训练，以强壮四肢肌肉，增强体内

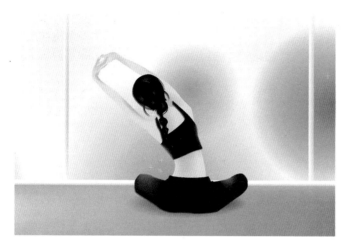

能量代谢，最终将富余能量消耗干净。人们进行锻炼时，要遵循持之以恒、循序渐进的原则，多拉伸肢体，多活动脚趾，保持体内气血通畅，阴阳平衡。

心态

思伤脾，过度的思虑会对脾脏造成伤害。为了避免思虑过度，我们应适当控制这种情绪，或通过进行户外活动等形式，转移这种情绪。

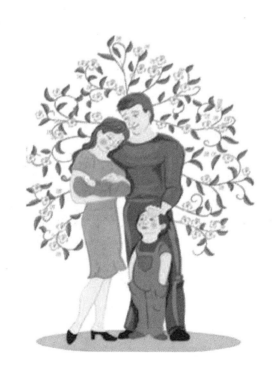

合理膳食，补脾养脾

中医学认为，甜味和黄色食物属土入脾经，补脾宜食味甘和黄色的食物，有助于健脾健胃，促进消化。健脾食补的最好载体是粥和汤水，宜用炖和蒸的方法进行烹制。另外，要注意少吃盐，少吃酸性食物，因为盐和酸性食物会助湿生湿，不利于脾胃运行。

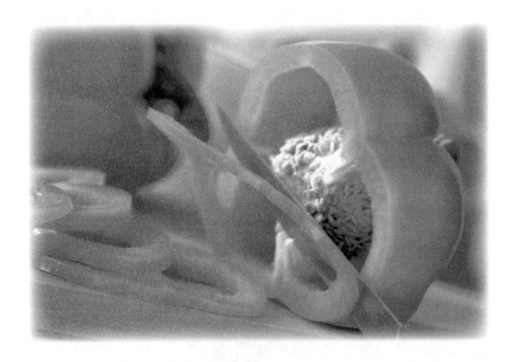

地三鲜 ⋯⋯⋯⋯⋯⋯⋯⋯⋯⋯⋯⋯⋯⋯⋯⋯⋯⋯⋯⋯⋯⋯⋯⋯⋯○

原料

土豆、五彩椒、茄子、淀粉、葱、姜、蒜、酱油、盐。

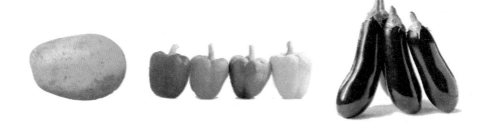

做法

把土豆、五彩椒、茄子分别切成块或者片，茄子要拍一层干淀粉，然后将原料分别入油锅炸一下，这叫拉油。重新起油锅，爆香葱、姜、蒜，把土豆、五彩椒、茄子回锅熘一下，加酱油和盐调味，最后勾芡即可。

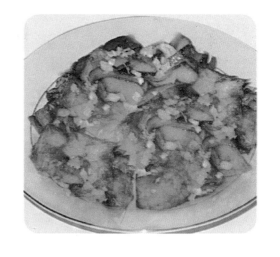

功用

可以滋补脾脏，具有健脾的功效。

第五章　脾脏养生法 《《

炒薯（芋）泥

原料

红薯（或芋头）、猪油、冰糖、芝麻、葡萄干、松子仁。

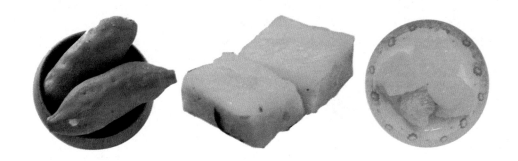

做法

把红薯或芋头蒸熟，剥皮后压成泥，铁锅里倒入猪油，油温不用高，倒入薯泥或者芋泥一起翻炒，加冰糖水反复炒到颗粒均匀，薯泥或芋泥起胶时盛入碗中，用不锈钢勺压紧抹平，再点缀一些芝麻、葡萄干、松子仁更佳。

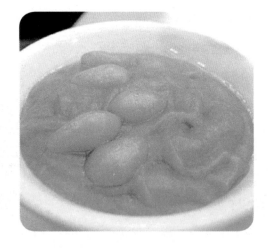

功用

红薯和芋头都能健脾，而且能增强皮肤弹性，预防湿疹。

山药炖猪肚

原料

猪肝、盐、醋、山药、猪肚、生姜、大葱、陈皮、盐。

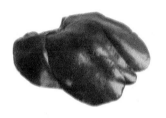 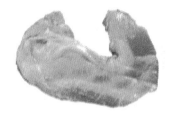

做法

猪肝用盐和醋反复擦洗干净，去除异味，然后在滚水中焯一下，切成大块。山药刮皮清洗后切成大块，与猪肚一起放进砂锅里，加满清水烧开，撇去浮沫，加一块生姜、一段大葱、一片陈皮，改小火慢煨1小时，加盐调味即可。

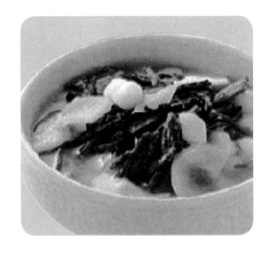

功用

山药、猪肚和陈皮都是健脾的食材，山药不但健脾，还能补肾。

第五章 脾脏养生法 <<<

板栗烧牛肉

板栗、牛肉、酱油、盐、料酒、陈皮。

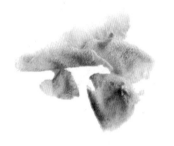 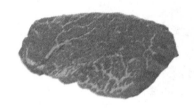 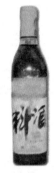

做法

牛肉最好是用牛腩，切成大块，生板栗在滚水中焯一下就很容易剥壳了，起油锅煸炒牛肉，加酱油、盐、料酒调味，加满清水烧开后倒入板栗，也可适当加一片陈皮，用小火慢煨一个半小时，加盐调味，最后大火收汁。

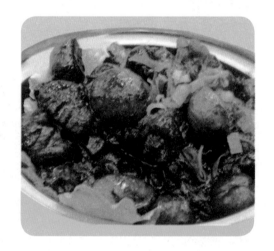

功用

牛肉和板栗都是健脾的食物。

赤小豆煲鲤鱼汤 ⸺⸺⸺⸺⸺⸺⸺⸺⸺⸺⸺ ○

原料

赤小豆、鲤鱼、油、姜、盐。

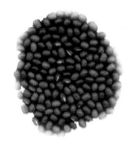
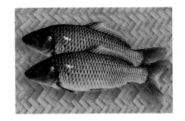

做法

鲤鱼要去鳞，铁锅里先倒入少许油，下姜丝炒香，再下鲤鱼两面煎得微黄，然后加清水烧开，加一把赤小豆（与红豆不同，赤小豆细而尖，深红色）用小火慢煨一小时，加盐调味，只喝汤即可。

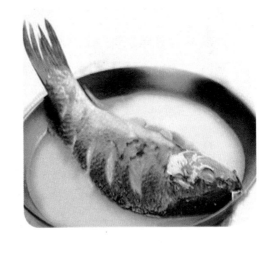

功用

赤小豆与鲤鱼都是祛湿力很强的食材，可以有效地健脾去湿。

第五章　脾脏养生法 ≪≪≪

虫草炖鸭

原料

鸭肉150克，冬虫夏草10克，红枣5枚，生姜15克。

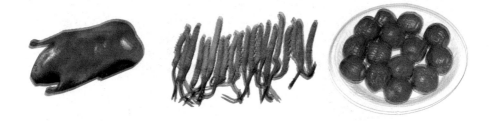

做法

洗净冬虫夏草、生姜、红枣、鸭肉，一同放入炖盅，文火炖2小时即可。

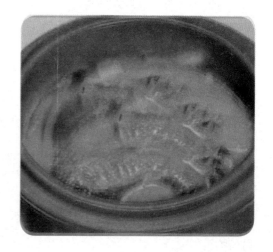

功用

食肉饮汤，可补肾填精，健脾养胃。

黄精炖猪肉

原料

黄精50克，瘦猪肉200克，葱、姜、料酒、食盐、味精各适量。

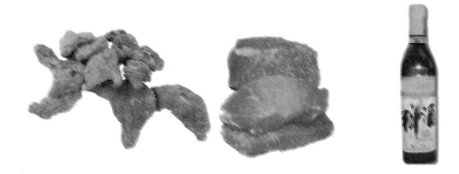

做法

将黄精、瘦猪肉洗净，分别切成长3.3厘米、宽1.6厘米的小块，放入砂锅内，加水适量，再放入葱、姜、食盐、料酒，隔水炖熟，最后放入少许味精即可。

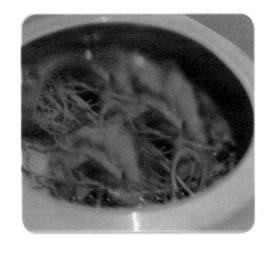

功用

早晚各食1次，可养脾阴，益心肺。对心脾阴血不足所致的食欲缺乏、失眠等症有明显效果，亦可用于阴虚体质者的平时调养。

按摩穴位，保脾护脾

一提到养脾，很多人就认为要花钱买补品，实际上，轻揉相应穴位，就能为脾脏减负。这些穴位都是养脾的良药，有了它们，我们就可以轻松自如地进行脾脏养生。

劳宫穴

位置： 在手掌正中的凹陷处，约第二、三掌骨之间偏于第三掌骨。

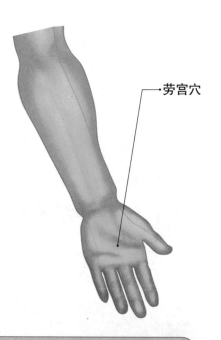

劳宫穴

功　用

　　劳宫也就是心脏休息的宫殿，揉揉手心就相当于让心脏回宫殿休息，可以放松神经。坚持一段时间，相信你的脾胃功能就能够得到改善。

按　摩　方　法

　　双手都要按摩，各按摩3分钟左右，一天3次即可。

神阙穴

位置： 位于与命门穴（在第二腰椎与第三腰椎棘突之间的督脉上）平行对应的肚脐中。

功 用

按摩肚脐有利于人体保持精神愉悦。睡觉前按摩肚脐，有助于入睡，防止失眠。对于患有动脉硬化、高血压、脑血管疾病的患者，按摩肚脐能平息肝火，心平气和，血脉流通，可起到辅助治疗的良好作用。

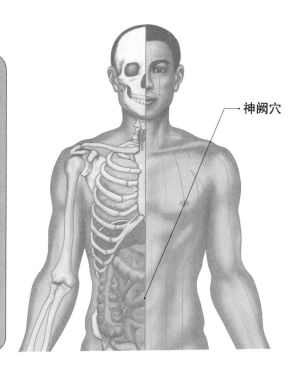

神阙穴

按 摩 方 法

每晚睡前空腹，将双手搓热，双手左下右上（女子相反）叠放于肚脐上，先顺时针后逆时针揉转，取男八女七，即男人每次按揉八八六十四次，而女性则按揉七七四十九次。按揉时，用力要适度，精力集中，呼吸自然，按摩到腹部发热，效果则更加明显。

第五章 脾脏养生法 《《

太白穴

位置：在足内侧缘，当足大趾本节（第一跖趾关节）后下方赤白肉际凹陷处。

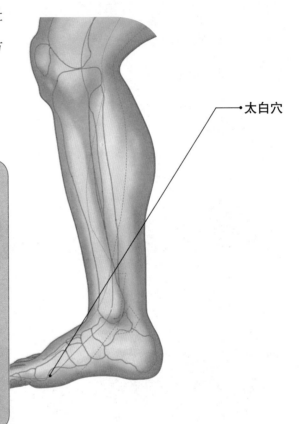

太白穴

功用

太白穴是健脾的要穴，能治各种原因引起的脾虚如先天脾虚、肝旺脾虚、心脾两虚、脾肺气虚、病后脾虚等。可主治胃痛、腹胀、呕吐、呃逆、肠鸣、泄泻、痢疾、便秘、脚气、痔漏等。

按摩方法

取定穴位时，可采用仰卧或正坐，平放足底的姿势，艾炷灸1~3壮；或艾条灸3~5分钟。

脾俞穴

位置： 位于人体的背部，在第十一胸椎（长有肋骨的脊椎）棘突下，左右旁开两指宽处。

功用

　　健脾益气、安神定志、通经活络，缓解倦怠感、食欲缺乏等，主治腹胀、腹泻、呕吐、背痛等症。

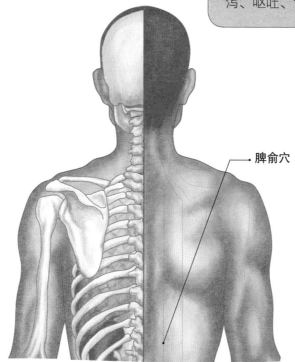

脾俞穴

按 摩 方 法

　　取穴时，采用俯卧的姿势，用自己双手手背的食指根部隆起的关节，压在脾俞穴上，缓缓旋转按揉。每天早、晚各按揉一次，一次1~3分钟为宜。

第五章　脾脏养生法 〈〈〈

足三里穴

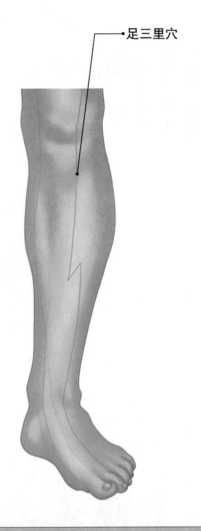

●足三里穴

位置：位于外膝眼下3寸，距胫骨前嵴一横指，当胫骨前肌上。

功 用

　　调理脾胃、补中益气、通经活络、扶正祛邪。配中脘、内关，可和胃降逆、宽中利气，对胃脘痛疗效显著，配曲池、丰隆、三阴交，有健脾化痰的作用，可治疗头晕目眩。

按 摩 方 法

　　取穴时，采取正身端坐，上身与大腿呈直角，大腿与小腿呈直角。按摩时，微前伸一侧小腿，另一侧的手张开，将大拇指置于足三里穴上，手掌握住小腿内侧，拇指用力按揉挤压，也可弹拨。以局部有酸胀、发热等感觉为宜，时间为3~5分钟，然后换另一侧，手法同上。

　　叩痧拍手心一面叩击足三里穴，由轻到重至发热红润出痧。

气海穴

位置：位于下腹部，前正中线上，脐下1.5寸。

气海穴

　　对脏气衰惫、虚脱、乏力等有明显作用，配足三里穴、脾俞穴、胃俞穴、天枢穴、上巨虚穴，可治疗胃腹胀痛、呃逆、大便不通、泄痢不止等症。

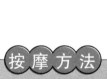

　　取穴时，采取仰卧的姿势，先以右掌心紧贴于气海穴位置，依次分小圈、中圈、大圈按顺时针方向按揉，一共按揉100~200次，再换左掌心，用同样方法，按逆时针方向按揉100~200次。一般以按摩至有热感为宜。

上巨虚穴

位置：所属足阳明胃经，在小腿前外侧，当犊鼻下6寸，距胫骨前缘一横指；或于足三里与下巨虚连线的中点取穴。

（此穴为双穴，左右各一）

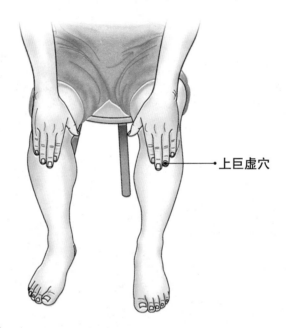

上巨虚穴

按 摩 方 法

　　四指握拳指节接触穴位，涂抹介质油或通络膏，自上向下推上巨虚穴3分钟至发热红润为好。

　　叩痧调理：叩痧拍手心一面叩击上巨虚穴，由轻到重至发热红润出痧。

常见脾脏疾病及调理方法

　　胃上连食道，下通小肠，生性喜欢温润，厌恶燥热，是通过食物直接接触外界的器官，特别容易受到外邪的侵袭，从而患上各种胃病。因此，我们需要在日常生活中多加注意。

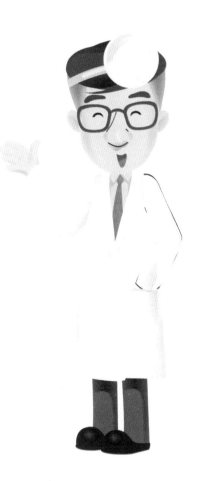

成因分析 ⟨⟨⟨

胃病，是由风中夹带的寒气、寒凉的食物、气郁、食滞等引起的胃气受阻。换句话说，胃病就是胃部因气堵而不再和睦。

调理方案 ⟨⟨⟨

正因为胃病是由于外邪扰乱胃部温润而引起的不适，我们主要通过食疗的方法对其进行防治。

食疗法

（1）吃饭之前适量喝汤，有助于胃部的温润。

（2）用一只老鸭和丁香、黄酒、葱、姜一起，放入瓦罐里煲十几个小时，吃肉饮汤，可以补虚理气、养胃散寒、行气止呕，是治疗慢性胃病的上乘佳肴。

（3）将羊肉和大麦按3：1的比例一同放入锅中熬汤，待肉烂后，再放入一点盐。长期饮用此汤，健脾和胃，温胃益脾，对老胃病的疗效亦显著。

按摩法

按揉中脘穴3~5分钟，推中焦3~5分钟（双手拇指自上向下推到肚脐）。

足三里穴拇指端或食指指节按压式按摩3分钟，或叩痧足三里穴至发热出痧。

上巨虚穴叩痧，由轻到重至发热出痧。

打嗝、反胃

成因分析

打嗝，又叫呃逆，主要是由于饮食不节、正气亏虚、胃气上逆等引起的。而反胃则是由于喝了冷饮等，使脾胃受凉，影响消化，导致腹痛等。

调理方案

日常保健

要注意平时饮食，保护脾胃，不可只图一时痛快而贪凉、暴饮暴食。

按摩法

（1）对于打嗝，可用按摩攒竹穴和天突穴的方法解决，即用双手中指按压攒竹穴，均匀用力，并进行吞咽动作，持续约3分钟，直到感觉穴位处有酸胀痛；也可将大拇指指尖顶着天突穴，向下逐渐用力，并做吞咽动作，同样持续约3分钟，直到感觉穴位处有酸胀痛为止。

（2）对于反胃，可按压中脘穴，按揉时以单手握拳向里按，并缓缓吐气，几秒钟后，将手挪开，如此重复多次，直到胃部感觉舒适；也可双手握拳，用适度的力气敲击天枢穴，持续2分钟左右；亦可用拇指或中指的指腹按压足三里穴，以感觉稍痛为宜。

成因分析

中医学认为，脾脏喜燥恶湿，湿毒过盛容易导致气血生化受阻，经络气血长期不能到达体表，皮肤表面就会长湿疹。实际上，皮肤上出现湿疹，是在告诉我们脾脏内的湿毒该清理了。

调理方案

对付湿疹，就要及时发现，采取适当手段，清热利湿。最好是内服外敷，综合治疗。

食疗法

将苦参放入水中煎煮，取汁，待晾至合适温度，擦洗患处，每日3次。如果病情较重，还要将绿豆和薏苡仁按照1:1的比例，放入锅中熬粥，每日饮用。

苦参：味苦，性寒，可以清热燥湿。

绿豆：性凉，味甘，清热解毒、利水。

薏苡仁：性凉，味甘淡，健脾、清热、排脓。

按摩法

按揉中脘穴，推中焦以双手拇指自上向下推至肚脐，反复3~5分钟。

按压三阴交穴，食指屈指以指节接触穴位点按3分钟至发热红润，也可叩痧此穴。

带脉一圈叩痧，由轻到重至发热出痧。

口腔溃疡

成因分析

口腔溃疡分为两种，即单纯性口腔溃疡和复发性口腔溃疡。前者主要是由心火、胃火旺盛引起的，而后者则是由虚证引起的，脾胃气血不足，导致虚火上炎，经常是旧的溃疡刚好，新的溃疡又出现了。

调理方案

对于单纯性口腔溃疡，只需要去火就可以了，但对于复杂的复发性口腔溃疡，则需要调补气血。

治疗单纯性口腔溃疡的方法有以下几种。

食疗法

（1）饮用浓茶或用浓茶漱口。每天3次，每次2分钟。因为茶叶性寒，能降火，而且其中含有单宁，可以收敛溃疡。

（2）常喝绿豆粥，也可用绿豆汤冲鸡蛋花饮用。绿豆味甘微寒，清热解毒；鸡蛋甘而微寒，能滋阴润燥。

（3）在溃疡面上抹蜂蜜，含一会儿之后咽下。

治疗复发性口腔溃疡的方法有以下几种。

食疗法

（1）除了用上述去火方法，注意用补益类药食调补。

（2）饮食上，要多吃西瓜、香蕉等寒性水果，少吃杨梅、荔枝等热性水果；多吃淡水鱼，少吃牛、羊肉；多吃清蒸食品，少吃油煎烧烤类食品。

日常保健

避免过度劳累或者思虑过度，保证气血的充足。

第五章 脾脏养生法

（按摩法

叩痧心包经曲泽穴至内关穴、足三里穴、中脘穴由轻到重至发热出痧。

痔疮 ⚬

成因分析 🦑

肛门是专门负责排泄的通道，也是痔疮赖以依附的地方。因此，暴饮暴食、长期嗜食辛辣、酗酒、久忍大便、久坐久行等不良生活习惯和方式，以及年老体衰、妇女妊娠等，都可能引起痔疮。

调理方案 🦑

防治痔疮，关键在于养成良好的生活习惯和生活方式，避免肛门受湿热的侵扰。

（食疗法

（1）养成良好的饮食习惯，节制饮食，吃辛辣食物适度。

（2）上午经常吃葡萄干，补脾，益气血，还可以改善肠道健康状况。也可以将甜杏仁和桃仁放在蜂蜜里泡5天，直接食用，同样对痔疮有疗效。

（日常保健

（1）经常活动身体，即使是在室内随便行走亦可，避免久坐不动。

（2）将无花果叶放入水中煮20分钟，煮好之后，趁热熏洗患处。待水温适度的时候，再用水洗涤患处。

吸气提肛收腹，呼气松肛反复320次，至小腹肛门发热，配合关元穴、血海穴叩痧由轻到重至发热出痧。四指握拳由上至下推八髎穴。

腹泻

成因分析

腹泻，又称泄泻，是消化系统的常见疾病。它是由于风、寒、湿、热等外邪内侵胃肠，饮食不节，造成脾胃内伤、肾阳衰微。通俗地说，腹泻是我们吃坏了肚子，要把有毒的东西及时排出来，属于肠胃功能正常的表现。

调理方案

腹泻虽说是肠胃功能正常的表现，但也需要及时治疗，以免产生尴尬和体内营养的缺失。治疗腹泻的主要方法是调和肠胃。

食疗法

（1）饮食止泻。腹泻分为寒湿和湿热两种类型，对于前者，可以将红枣、粳米和干姜放在一起熬粥喝，起到温中健脾、散热止泻的作用。对于后者，可以将茯苓、粳米和车前草放在一起熬粥喝，清热利湿，同样具有止泻的效果。

（2）饮食调养。把茯苓、神曲和粳米按照1∶1∶3的比例，放在一起熬粥喝，每天1次，连续食用，不仅可以消食止泻，还能补充因腹泻而丧

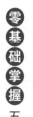

失的津液，有利于身体的恢复。

⚡按摩法

按摩合谷穴。合谷穴属于手阳明大肠经，大肠经与胃经相接。按揉合谷穴，对治疗胃肠道疾病有一定作用，但只能一时止泻，权作缓"病"之计。

拇指指面推小肠经后溪穴到养老穴左、右各3分钟。

按揉中脘穴3~5分钟，叩痧足三里穴、上巨虚穴由轻到重至发热出痧。

第六章

肾脏养生法

 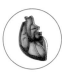 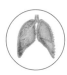 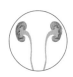

· 认识我们的肾脏　　· 肾脏健康自我检测

· 排除毒素，清肾护肾　· 科学生活，调肾养肾

· 合理膳食，补肾养肾　· 按摩穴位，保肾护肾

· 常见肾脏疾病及调理方法

认识我们的肾脏

肾为人的先天之本，肾脏是人体的重要器官，位于腹膜后脊柱两旁浅窝中。红褐色，呈扁豆状。肾脏五行属水，应冬，因此肾脏与寒、咸味、黑色有必然联系。其主要功能有以下几点。

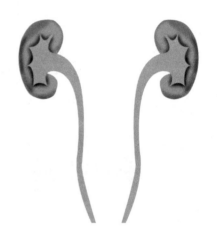

肾主封藏

肾脏是生命之树的根，是安放家底的小金库，既封藏生殖之精华，又封藏五脏六腑之精华。这些精华主管人的生长、发育和其他重要生命活动。如果一个人在发育期间肾虚，则个子往往长不高。

进一步来说，肾藏精，精生髓，髓通脑，脑为髓之海，而髓又生骨。如果一个人的肾精不足，则会动作缓慢，骨弱无力，甚至智力发育迟缓。

肾主水

肾脏有"水脏"之称，是因为它是调节体内水液代谢的重要器官。如果有人尿急尿频，则表示此人的肾调节水气的能力下降。

肾主纳气

　　肺主呼吸，却离不开肾的纳气功能。在呼吸系统中，肾脏是肺脏的重要协助者之一。如果肾不纳气，人便会虚喘、气短。

　　中医学认为，肾五行属水，应冬，冬季养生应以养肾为主。

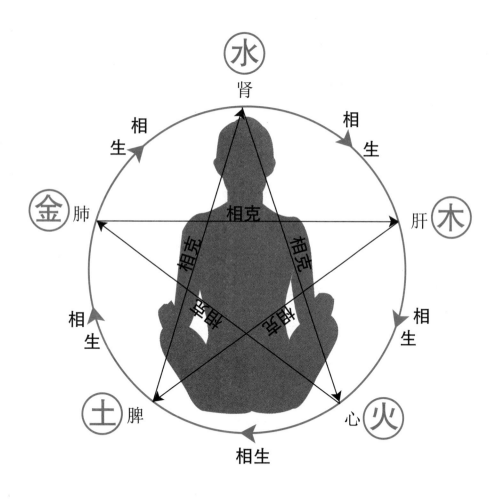

肾脏健康自我检测

中医学认为，肾开窍于耳，一个人的听觉灵敏与否，与肾中精气的盛衰有密切关系。只有肾精充足，听觉才够灵敏；而耳的听力减退，很大程度上是由肾精不足引起的。

首先，肾主水，肾主纳气。因此，当肾脏出现问题时，经常有如下表现：

	中医学认为，肾主水，肾主纳气
①	感觉上不来气，经常干咳。
②	尿频，甚至出现尿失禁。
③	眼干、眼涩，视觉模糊，严重的会出现眼前有黑影的感觉。
④	早上起床，脚后跟经常感觉不舒服。
⑤	说话时感觉气不够，呼吸短促。
⑥	女性出现赤白带的现象。
⑦	四肢冰凉，尤其是冬天，情况更严重。
⑧	晚上难以入睡，易醒，感觉跟没睡一样。
⑨	容易疲倦，四肢无力。

从耳朵的色泽变化能判断肾上腺皮质激素的浓度

①	耳朵色淡苍白、发凉，或黑而质薄，多为肾上腺皮质激素低下，常见于肾阳虚患者。
②	耳朵肥红油光、发热，多为肾上腺皮质激素升高，可见于肾阴虚、虚火上炎的患者。

 从耳朵温度的变化可以断定肾阴阳偏盛

①	耳朵发凉、畏寒，尤以耳根发凉，为肾阳虚。
②	耳朵发烫、怕热，是肾阴虚火旺。

　　《黄帝内经》中说："齿为骨之余。"意思是牙齿是骨头的一种，归肾统管。因此，如果一个人牙齿脱落较早，说明此人肾精不足，需要注意自身是否有肾虚的问题。

排除毒素，清肾护肾

多喝水

肾属水，饮水可以稀释肾脏内毒素的浓度，促使毒素随尿液排出。

肾脏的最佳排毒时间是早晨5：00~7：00，因此每天清晨起床，应空腹喝一杯温水，每天都要补充足够的水，但不宜过多，以每天6~8杯为宜。

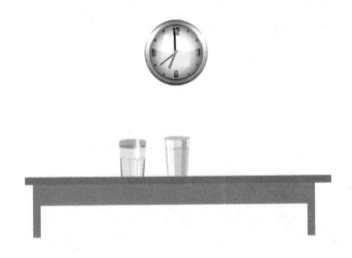

及时排尿

排尿是排除肾脏内毒素的主要渠道，尿液中除了含有大量水分之外，还有很多对人体有害的物质，以尿素为最。如果不能及时排出尿液，就会被人体进行二次吸收，其后果可想而知，憋尿对人体是百害而无一利的。

多吃补肾食物

在饮食上，要注意多吃补肾的食物，如核桃、樱桃等，这些食物能增强肾脏功能，帮助肾脏排除毒素。

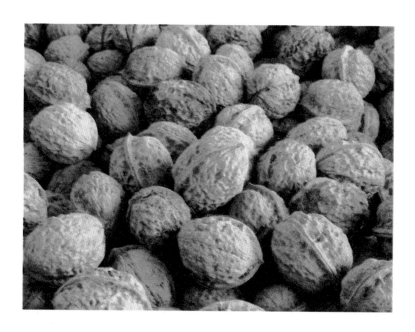

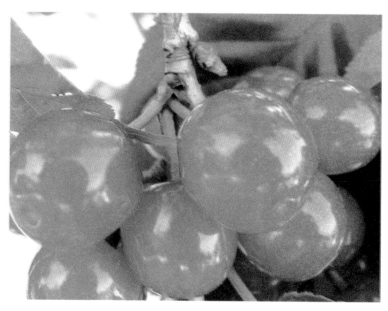

科学生活，调肾养肾

饮食

粥是冬季最好的养生食物，而且是补品的最好载体，有利于补品的吸收。因此，每天早晨喝一大碗粥，可谓"与肠胃相得，为饮食之良"。

冬季阳气收敛，精气封藏，正是进补的大好时机，但现代的饮食较为丰盛，要注意根据自己的实际情况再决定是否需要进补以及如何进补，切不可盲目进补，如果本来是实证，却一味地按照调理虚证的方法补，那么结果往往是钱花了，原来的问题却没有解决，又添了新麻烦。

要注意科学饮食，适量多吃咸味食物以及黑色食物，以达到强肾的目的。

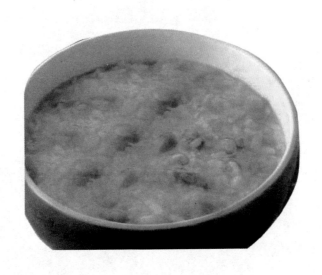

起居

冬季应把房间布置成暖色调，营造温暖的氛围。

要保证晚上睡眠时间充足，可以早睡晚起或减少午睡时间，避免肾气受损。

冬季要经常用温水洗脚，促进身体的血液循环。脚又被誉为"第二心脏"，也是全身血液供应的一个枢纽，如果脚受冻，将影响心脏、消化道等的血液供应。

注意性生活的频率，以免影响阳气的正常封藏。

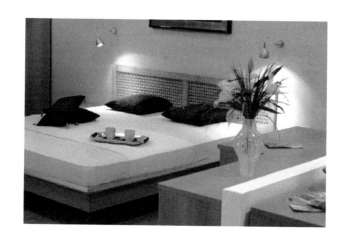

心态

到了冬季，人的心情应像肾封藏精气一样，变得相对沉稳，甚至看起来有些消沉。这是因为我们的形神经过春夏阳气升发的消耗，此时也需要休养生息，积蓄能量。

合理膳食，补肾养肾

中医学认为，咸味入肾经，黑色入肾经。冬季补肾，宜多吃咸味食物和黑色食物。注意饮食规律，即可起到封藏肾精，收而不亏的效果。因此，冬季不用刻意进补，最好多喝粥，可以适当吃火锅，吃后要喝些大米粥或小米粥，切不可吃寒凉的食物。

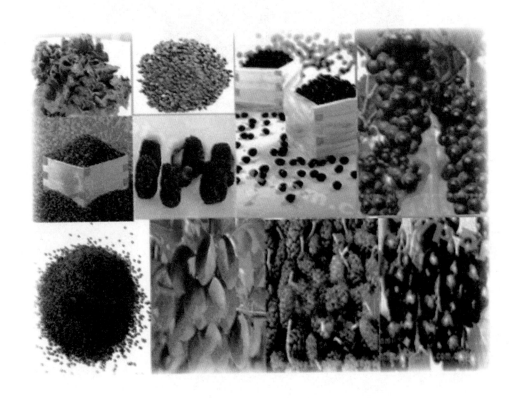

鹿肾粥 --○

 原料

鹿肾一对（去脂膜切细），淡豆豉10克，粳米250克。

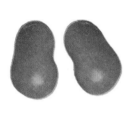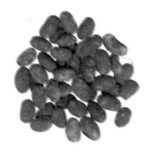

 做法

将以上三味依常法加水煮粥。

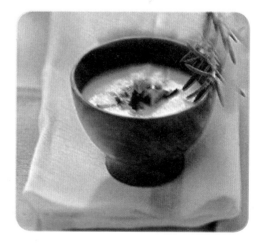

 功用

补肾，壮阳，益精。

山药肉粥 ··○

 原料

山药20克，糯米50克，白糖适量。

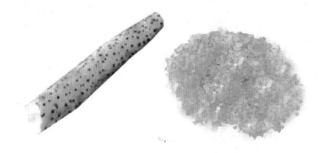

 做法

将山药洗净去皮，同糯米放入砂锅中煮粥，煮好后放入白糖即可。

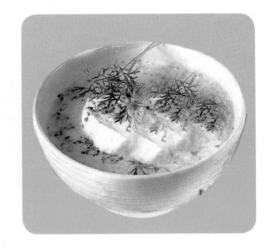

 功用

补肝肾，涩精气，固虚脱。

灵芝蜜枣瘦肉汤

原料

灵芝20克，瘦猪肉500克，蜜枣5颗，盐5克。

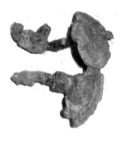 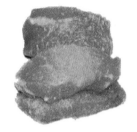 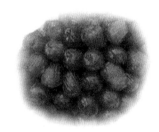

做法

灵芝切成条状，浸泡2小时。猪瘦肉和蜜枣洗净。将清水1600克放入瓦煲内，煮沸后加入以上原料，武火煮沸后，改用文火煲2小时，加盐调味。

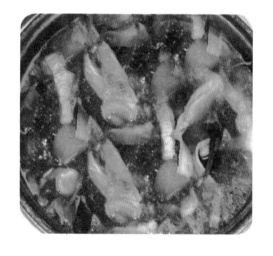

功用

益阴固本，养心安神。

狗肉炖黑豆 ⸺⸺⸺⸺⸺⸺⸺⸺⸺⸺⸺⸺⸺⸺⸺⸺○

原料

狗肉150克，黑豆20克，盐、糖适量。

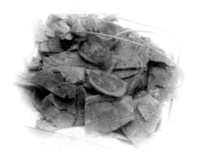
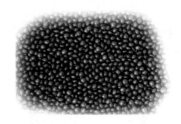

做法

狗肉与黑豆洗净入锅，加水适量。先用武火烧开，去除浮沫，再用文火煨至极烂，加入盐或糖调味即可。

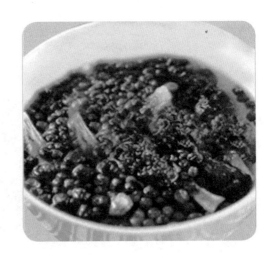

功用

具有温阳固肾及缩尿的功效。

三子炖猪腰

原料

猪腰2个，菟丝子15克，桑葚子30克，韭菜籽15克，生姜1片。

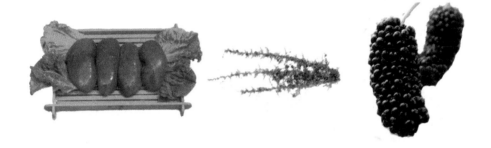

做法

菟丝子、桑葚子、韭菜籽洗净，猪腰切开，去白脂膜，洗净，切厚片，生姜洗净。把全部用料放入炖盅内，加开水适量，隔水炖3个小时，调味后，即可食用。炖盅加盖，文火。

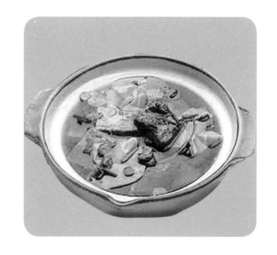

功用

补肾阳而不燥，滋肾阴而不腻，是补肾益精、抗衰老的常用药膳。

第六章 肾脏养生法

沙苑炒猪肝 ···○

原料

沙苑子、黑木耳各20克，猪肝250克，豌豆苗50克，芡粉30克，鸡蛋1枚，料酒15克，酱油、葱各10克，盐、姜各5克，味精3克，植物油50克。

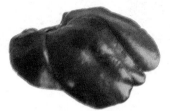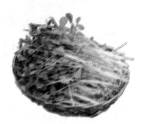

做法

将沙苑子炒香，用100毫升水煮8分钟，滤去药渣，留药液；豌豆苗去老梗叶，留嫩尖，洗净；黑木耳用温水发透，去蒂及杂质，撕成瓣状，姜切片，葱切段。将猪肝洗净，切薄片，放入碗内，加入鸡蛋清、酱油、芡粉、盐、味精抓

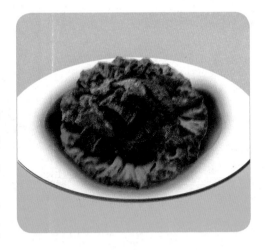

匀，备用。将炒锅置于武火上烧热，加入植物油，烧六成热时，放姜、葱爆香，再放入猪肝、黑木耳、豌豆苗、料酒、药液、盐、味精炒熟即可。

功用

具有护肾、养肝明目、补肾固精的功效。

核桃杞子炖羊脑

原料

核桃肉100克，枸杞子50克，生姜1片，烧酒1汤匙，羊脑1副。

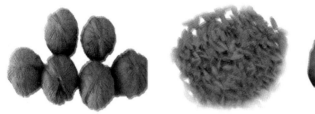
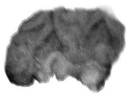

做法

将羊脑浸于清水中，撕去表面筋膜，再用牙签挑去红筋，洗干净，放入滚水中稍煮取出，备用。核桃去壳取肉，保留红棕色核桃衣，用清水洗干净，备用。枸杞子用温水浸透，洗干净，备用。生姜用清水洗干净，刮去姜皮，切一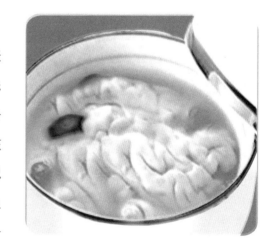片，备用。将以上用料全部放入炖盅内，加入适量凉开水和1汤匙烧酒，盖上炖盅盖，隔水炖4小时左右，最后以精盐调味，即可以佐膳饮用。

功用

补益肝肾，健脑安神，益精明目，强身健体。

莲子山药粥 ——————————————————————○

原料

枸杞子50克，去芯莲子10克，山药50克，鸡蛋1枚，粳米50克。

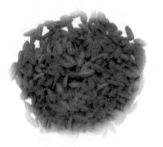 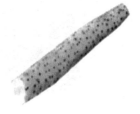 

做法

将粳米淘洗干净；把山药切成小块，与粳米、莲子、枸杞子一同放入锅中，加水适量；用小火煮至熟烂，打入鸡蛋，即可食用。

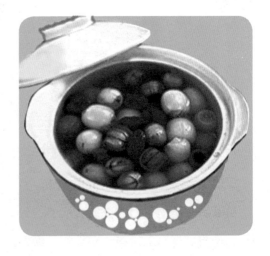

功用

滋肾益精，补脾养胃，补肺益肾，可治疗阳痿等症。

鲜虾枸杞

原料

鲜虾400克，枸杞子30克，五花肉50克，玉兰片、冬菇各5克，葱、姜等调料适量。

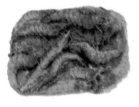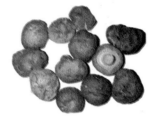

做法

将鲜虾微炒，待颜色改变时，放入枸杞子、玉兰片、五花肉、冬菇和葱姜，再放入酱油和料酒适量，翻炒1分钟；加入清汤200毫升，熬至一半时放入少许糖；最后用淀粉勾芡。

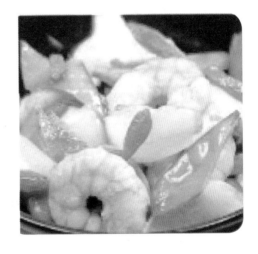

功用

补肾益精，补血安神，对阳痿有明显治疗效果。

第六章 肾脏养生法 ≪

按摩穴位，保肾护肾

对于养肾而言，最好的方法是按摩外劳宫穴，再配合其他穴位的按摩，便构成了一桌的"补肾大餐"，让你在轻轻松松中养肾。

尺泽穴

位置： 位于人体的手臂肘部，取穴时先将手臂上举，在手臂内侧中央处有粗腱，腱的外侧即是此穴（或在肘横纹中，肱二头肌桡侧凹陷处）。

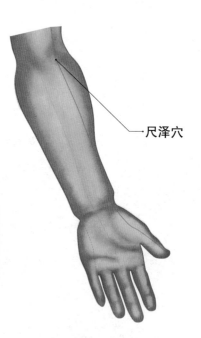

尺泽穴

功用

肺气足了可以补肾，所以揉尺泽穴就能把肺经多余的能量转移到肾经上去。

按摩方法

用拇指按揉对侧胳膊的尺泽穴，以感觉酸胀为佳，按揉2分钟。然后交换手继续按揉，每天做3次，以有酸胀感为佳。

外劳宫穴 ·····································○

位置： 在手背侧，当第二、三掌骨之间，掌指关节后约0.5寸处。

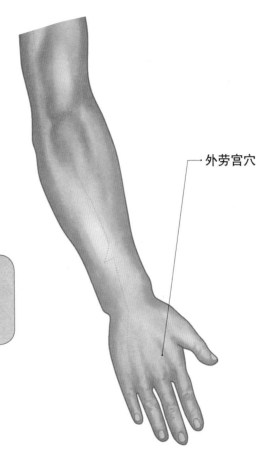

外劳宫穴

功 用

 按摩外劳宫穴可以进行有效的肾部保健。

按 摩 方 法

 用拇指或中指端揉外劳宫穴，揉50~100次即可。此外，还可以每晚临睡前仰卧于床上，将两手背紧靠腰部，一般一次坚持约8分钟，其热感就会逐渐传遍全身。

肾俞穴 ....○

位置： 在第二腰椎棘突旁开1.5寸处。

肾俞穴

功 用

　　主治腰痛、肾脏病、高血压、低血压、耳鸣、精力减退等疾病。按摩肾俞穴可降血压，坚持按摩、击打、照射肾俞穴，能增加肾脏的血流量，改善肾功能。

按 摩 方 法

　　每日临睡前，坐于床边垂足解衣，闭气，舌抵上腭，目视头顶，两手摩擦双肾俞穴，每次10~15分钟。每日散步时，双手握空拳，边走边击打双肾俞穴，每次击打30~50次。或者双掌摩擦至热后，将掌心贴于肾俞穴，如此反复3~5分钟；或者直接用手指按揉肾俞穴，至出现酸胀感，腰部微微发热。

太溪穴

位置：足内侧，内踝后方，当内踝尖与跟腱之间的中点凹陷处。

功 用

清热生气，对肾病的治疗辅助效果显著，如失眠、月经不调、阳痿、遗精、尿频等。配合肾俞穴，可治疗肾胀。

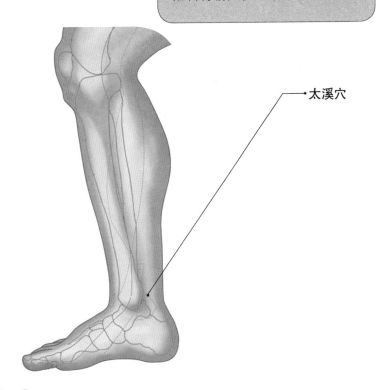

太溪穴

按 摩 方 法

用左手拇指按压右踝太溪穴，左旋按压15次，右旋按压15次，然后用右手拇指按压左踝太溪穴，再左旋按压15次，右旋按压15次。

平躺用左脚跟蹬搓右侧太溪穴，右脚跟蹬搓左侧太溪穴至发热红润，每日上床后自我按摩。

三阴交穴

位置： 在内踝尖直上3寸，胫骨后缘靠近骨边凹陷处。

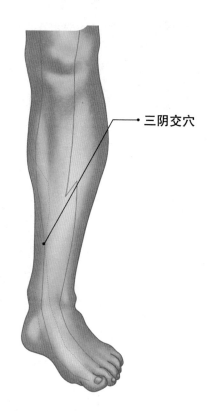

三阴交穴

功用

经常按压三阴交穴，可保养子宫和卵巢，调理月经，改善性冷淡，对脾胃虚弱、腹胀腹泻、白带过多、小便不利等症状具有较好的调治功能。

按摩方法

取穴时，盘腿端坐，用左手的拇指按压右侧的三阴交穴，左旋按压20次，然后右旋按压20次；再用右手的拇指按压左侧的三阴交穴，同样是左旋按压20次，然后右旋按压20次。

位置： 在下腹部，前正中线上，脐下3寸。

功　用

对元气虚损的病症，如身体无力、怕冷等症有较好的疗效；也可用于治疗遗精、早泄、月经不调、痛经、功能性子宫出血等症。

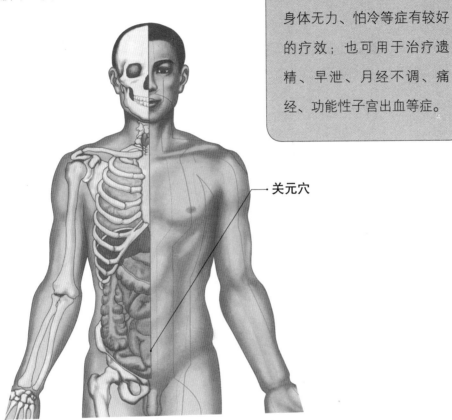

——关元穴

按 摩 方 法

取穴时，采用仰卧的姿势。按摩时，以关元穴为圆心，左手和右手手掌分别朝逆时针和顺时针方向，按揉3~5分钟，随呼吸按压关元穴3分钟，以穴位有热感为宜。叩痧关元穴3~5分钟，由轻到重至发热红润为好。

第六章　肾脏养生法 《《

命门穴

位置： 所属督脉，位于腰部第二、三腰椎棘突下凹陷中，即肚脐正后方处。

功用

虚损腰痛、脊强反折、遗尿、尿频、泄泻、遗精、白浊、阳痿、早泄、赤白带下、胎屡坠、五劳七伤、头晕耳鸣、癫痫、惊恐、手足逆冷、肾脏疾病、夜啼哭、精力减退、疲劳、老人斑、青春痘等。

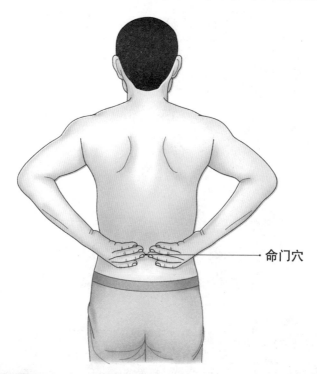

命门穴

按摩方法

双手拇指、食指提捏住做弯腰直起动作，重复3~5分钟。或用手背横向搓3分钟，至感觉到发热出汗。

腰阳关穴

位置：所属督脉，在腰部，当后正中线上，第四腰椎棘突下凹陷中。

功用

1.腰骶疼痛、下肢痿痹；

2.月经不调、赤白带下等妇科病症；

3.遗精、阳痿等男科病症。

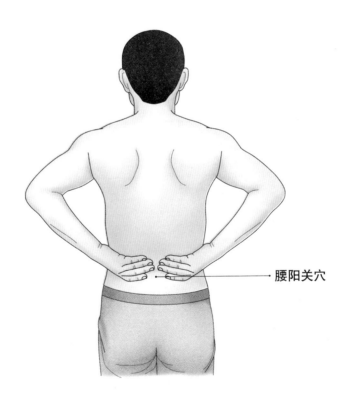

腰阳关穴

按摩方法

四指握拳自腰阳关穴向长强穴推100次。

常见肾脏疾病及调理方法

　　肾脏藏有先天之精，是人体生殖、生长之源，是生命活动之根本，故有"先天之本"之称。肾脏主藏精、主水、主生殖，一旦肾脏出现问题，将会引起连锁反应，不仅殃及自身健康，还会影响下一代的身体健康。

尿结石

成因分析

　　尿结石，又称石淋，是由于体内肾气不足，气血瘀滞、下焦湿热，邪气凝结为沙石而成。其常见形成因素有饮水少、进食过多动物蛋白及糖类等。

调理方案

　　根除尿结石，关键在于"导"，即采用清热利湿、通淋排石的方法，将体内毒素正常排出，还要补益肾气，改善结石生长环境，既治标又治本。

　　🔈 日常保健

　　多喝水。这种方法只具有一时缓解作用和预防作用，如有尿结石，特别是重度尿结石，要及时就医，接受其他有效治疗。

　　🍵 食疗法

　　用金银花、车前草等冲茶饮用，多吃葡萄，多吃清淡易消化的食物，如土豆和蛋类等，少吃含氟的食物，如海鲜等。

⚡ **按摩法**

按摩昆仑穴。用力按压昆仑穴，以穴位有疼痛感为宜，持续10分钟左右，可以有效解除尿道紧张感，缓解疼痛，并对尿结石的发作有一定的抑制作用。

水道穴左右各一，关元穴叩痧3~5分钟，由轻到重叩至发热出痧。

尿频

成因分析 🦐

根据中医理论，尿频是由于阴盛阳衰，脾虚气弱，血行瘀滞，导致膀胱的气化功能失调，从而出现小便频急的现象。

除此之外，当一个人心理紧张，或者其周围的环境发生改变时，也会出现尿频的现象。

调理方案 🦐

治疗尿频，关键在于疏通气血，只有气血顺畅，膀胱的气化功能才能正常，尿频的现象才能得以缓解。另外，放松心情，保持良好心态，也对治疗尿频有帮助作用。

🍲 **食疗法**

将芡实和糯米按照1:2的比例放入锅中熬粥，每天至少食用一次，最好是一天三次。长期服用，对尿频具有较好的疗效。

芡实：味甘，性平，可补中益气、固肾涩精、益肾止渴、开胃进食、助气培元。

糯米：味甘，性温，可补虚、补血。

🎤 日常保健

可通过全身运动调理。首先，身体站直，双手自然下垂，两脚分开，宽度与肩齐；然后，双手同步前后甩动，同时，身体随双手前后摆动；当双手向后甩时，脚趾要用力抓地；当身体摆动时，人的重心也随之在脚底前后移动。通过全身有规律的运动，手脚的经脉都被调动起来，有助于气血在体内的运行，可以通经络平阴阳，最终缓解尿频症状。

🖐 按摩法

关元穴、水道穴，以食指、中指、无名指指端按压每个穴位，进行顺时针按揉3~5分钟至小腹发热红润。

叩痧调理，关元穴、八髎穴叩痧调理5分钟，由轻到重至穴位发热出痧。

骨质疏松 ·································○

成因分析 🖋

根据中医理论，骨质疏松的主要原因是肾气不足。因为肾藏精，精生髓，髓生骨，所以当肾气不足时，肾精就会亏虚，从而使骨髓缺乏营养来源，骨骼失去营养，就会变得脆弱无力。

一般人认为，治疗骨质疏松，就应该补钙。实际上，只关注补钙是不够的，还要看看补充的这些钙是否能被人体吸收。

日常保健

保持良好的生活习惯，多到户外活动，晒太阳，戒烟限酒。这是因为前者可以改善骨骼的血液环境，有利于体内钙质的补充和吸收。对于老人而言，运动一定要量力而行，最好是进行散步、打太极等活动量较小的运动。而烟、酒会损害肝肾，影响肝肾对钙、磷和维生素D的吸收，容易造成骨质疏松。

食疗法

合理安排饮食。多食用牛奶等含钙、磷和维生素丰富的食品，注意补钙，饮食要保持清淡。

按摩法

呼吸吐纳易气法。首先腿微屈膝，不过脚。双脚分开与肩同宽，双手重叠放于丹田处，男左手在上，女右手在上，提肛收腹不放松。反复做鼻吸口呼，呼吸吐纳法320次。提肛始终不放松，至额头后背微汗发热。

食指、中指、无名指三指指端按压关元穴，进行按揉5~10分钟，命门穴拇指食指提捏住做弯腰直起动作，反复做5分钟。

叩痧调理，提肛轻叩肾俞穴、八髎穴，各3~5分钟，不需出痧，发热红润为好，每日坚持。

附录 掌握方法，精准取穴

中医中的"同身寸"，意思是尽管人与人的身体存在差异，但是还可以用自己身体的某一部分作为度量穴位的尺度，进行自我取穴。

1. 手指度量法

1寸

大拇指横宽，1.5~2厘米。

1.5寸

食指和中指两指指幅横宽，2~3厘米。

2寸

食指、中指和无名指三指指幅横宽，约6厘米。

3寸

食指到小指四指指幅横宽，约7厘米。

2. 身体度量法

5寸

约从肚脐到耻骨的距离。

6寸

约从心窝到肚脐的距离。

8寸

约为两乳头的间距。

除此之外，标志参照法和手找穴位法也是自我精准取穴的重要方法。

3. 标志参照法

固定标志

眉毛、脚踝、指（趾）甲、乳头、肚脐等，都是常见判别穴位的标志。比如，印堂穴在双眉的正中央；膻中穴在左右乳头中间的凹陷处。

动作标志

采取一定的动作姿势才能找到穴位。比如，张口取耳屏前凹陷处即为听宫穴。

4. 手找穴位法

触摸法

以大拇指指腹或其他四指手掌触摸皮肤，如果感觉到皮肤有粗糙感，或是有尖刺般的疼痛感，或是有硬结，那可能就是穴位之所在。如此可以观察皮肤表面的反应。

抓捏法

以食指和大拇指轻捏感觉异常的皮肤部位，前后揉一揉，当揉到经穴部位时，会感觉特别疼痛，而且身体会自然地抽动，并想逃避。

按压法

用指腹轻压皮肤，画小圈揉揉看。对于在抓捏皮肤时感到疼痛以致想逃避的部位，再以按压法确认看。如果指头碰到有点状、条状的硬结就可确定是经穴的所在位置。